Schluss mit Secondhand-Sex

Marlise Santiago

# Schluss mit Secondhand-Sex

Innenerleben statt Aussenleben – Sexualität, die das ganze Wesen berührt

Covergestaltung Chandra Baumgartner – www.visions-in-form.ch
Umschlagskizze Marlise Santiago
Satz, Herstellung und Verlag: Books on Demand GmbH, Norderstedt
Gedruckt auf säure-, holz- und chlorfreiem Papier.
ISBN 978-3-8334-7116-2

Bibliografische Information der Deutschen Nationalbibliothek
Die Deutsche Nationalbibliothek verzeichnet diese Publikation in der Deutschen Nationalbibliografie; detaillierte bibliografische Daten sind im Internet über http://dnb.d-nb.de abrufbar.

# Inhalt

«Sexualität ist wie ein Lachen aus tiefstem Herzen.
Dieses Lachen zu finden, zu pflegen
oder wieder neu zu entdecken,
dabei möchte ich gerne Begleiterin sein.»

www.beraten-und-beruehren.ch

An dieser Stelle bedanke ich mich von Herzen bei allen Menschen, die mich in irgendeiner Form bei der Entstehung dieses Buches unterstützt haben.

Ich möchte hier keine Namen nennen, aber speziell erwähnen möchte ich:

Meinen Lebenspartner, der mich darin unterstützt, den Weg zu gehen, den ich zu gehen habe, und sei er auch ganz anders als sein eigener. Meine Töchter, durch deren Sein ich vieles erst erfahren durfte. Menschen, die mir Raum boten, um in Tiefen zu tauchen und Höhen zu fliegen und dabei auf dem Boden zu bleiben. Menschen, die ich mit meiner Arbeit begleiten darf und die es notwendig machen, dass ich tagtäglich «meine Wahrheit» für mich überprüfe. Meine geistige Führung, deren Werkzeug ich sein darf.

# Vorwort
## Herz statt Hormon – Sexualität mit neuen Augen sehen

Liebe Leserin, lieber Leser!

Bereits Kinder wissen, was Sex ist und wie «Sex machen» geht. Sie haben von ihren Eltern etwas darüber gehört und nehmen auch wahr, wie diese mit dem Thema umgehen. Sie lesen die «Bravo» auf dem Pausenplatz oder sehen Bilder im Fernsehen und in der Werbung. So sind bereits Kinder von verschiedener Seite geprägte «Sex-Experten», das heisst, sie haben sich bereits ein Bild über Sexualität gemacht. In der Pubertät und im Erwachsenenalter festigt und vertieft sich dieses Expertentum dann aufgrund von Erfahrungen, weiteren Bildern, Vorstellungen, Erwartungen usw., und so entsteht sexuelles Verhalten.

Wir schöpfen also meist nicht aus der eigenen inneren sexuellen Quelle, sondern lernen Sexualität aus zweiter oder dritter Hand kennen. Die meisten Menschen leben also buchstäblich eine Art «Secondhand-Sexualität». Bei Kleidung mag es ja durchaus Sinn machen, wenn ein abgelegtes Stück weiter getragen wird. Aber bei der Sexualität?

Wie in anderen Lebensbereichen ginge es auch in der Sexualität darum, wahrhaftig zu werden, das heisst, das Ureigene zu entdecken und zu leben, statt Vorgekautes weiterzukauen.

Mit diesem Buch möchte ich Verständnis dafür wecken, was Sexualität auch noch sein könnte. Nämlich: Etwas ganzheitlich

Nährendes und Berührendes, weit weg vom rein Funktionalen und weit weg von all den Bildern und aufgewärmten Fantasien, die uns tagtäglich serviert werden. Ich möchte auch aufzeigen, dass Sexualität eine heilende Dimension haben kann und dass uns Frauen eine ganz besondere Aufgabe zufällt, um die tiefe Kluft zwischen Mann und Frau zu überwinden.

Das vorliegende Buch ist aufgrund meiner Arbeit als Sexualberaterin und -therapeutin, als Berührerin, Kolumnistin und Radioexpertin in Sachen Sexualität entstanden. Es sind also meine Beobachtungen, Erfahrungen, Erkenntnisse, und es ist nicht zuletzt auch mein eigener Weg, hin zu meiner ganzheitlich nährenden und befriedigenden Sexualität. Diese Erkenntnisse sind natürlich «meine Wahrheiten», aber wenn Sie mögen, werden diese Sie dabei unterstützen, Ihr eigenes sexuelles Verhalten zu reflektieren und Ihre eigene sexuelle «Wahrheit» oder ganzheitlich nährende Sexualität zu entdecken.

Eine zentrale Rolle bei diesen Erkenntnissen spielt meine Arbeit als Berührerin bzw. als Körpersexualtherapeutin. Nicht das Gespräch über Sexualität steht im Zentrum, sondern Berührung ermöglicht unmittelbares Erleben. So wird ganz schnell erfahrbar, wenn Fundamentales wie beispielsweise Körperwahrnehmung oder Selbstverantwortung fehlen. Beides wichtige Voraussetzungen, um eine ganzheitlich berührende Sexualität leben zu können.

Bei meiner Art zu berühren steht nebst Präsenz und Anteilnahme die sexuelle Absichtslosigkeit an erster Stelle, das heisst, es schwingen keine unterschwellig sexuellen oder sexualisierten Reize und Erwartungen mit. Solcherart kann ich, wenn nötig und erwünscht, intime Körperstellen mit einbeziehen, so dass auch die sexuellen Aspekte des Menschen Segnung erfahren dürfen. Es einmal ganz konkret erlebt zu haben, «Oh ja, ich bin richtig, mit allem, was mich und meinen Körper ausmacht», kann sehr viel dazu beitragen, dass Ursehnsüchte nicht ständig in Form von Erwartungen auf den Partner oder die Partnerin gestülpt werden.

Vor Ihnen liegt kein Ratgeber im Sinne von «Man nehme und tue», sondern die Einladung, sich dem Thema Sexualität mit dem Herzen, mit sehenden Augen und mit Ihrem Körperempfinden anzunähern. So beginnt die Reise zur ureigenen Sexualität.

In diesem Sinne würde ich auch sagen, dass es «sexuelle Probleme» gar nicht gibt, sondern dass es auf den Blickwinkel ankommt, von dem aus Sie Ihre Sexualität betrachten, oder dass Sie den Kontext mitberücksichtigen, in dem dieses vermeintliche Problem steht. Oder anders gesagt: Es gibt nicht «Die Sexualität», sondern massgeblich ist Ihre ganz persönliche Sexualität und dass Sie Sexualität so leben, wie es Ihren Lebensrealitäten entspricht.

Ich werfe Fragen auf, anstatt welche zu beantworten, denn was Ihre ganz persönliche Sexualität ist, wie sie aussieht, wie sie daherkommt, wie sie sich anfühlt, was Sie empfinden, ob Sie überhaupt etwas empfinden usw., das wissen nur Sie. Ich beschränke mich auf die Beziehungs-, Erlebens- und Gefühlsebene und lasse hormonell/funktionale Zusammenhänge der Sexualität weg, damit sich Ihnen neue Dimensionen eröffnen können. Denn spätestens ab dem mittleren Erwachsenenalter sind nicht mehr in erster Linie die Hormone, sondern ist das Herz die treibende Kraft für eine erfüllende Sexualität.

Aber gerade in der heutigen Zeit der allgemeinen Sexualisierung wird die Gefühls- und Beziehungsebene nicht berücksichtigt, was die Unsicherheit grösser denn je macht. Die allgemeine Betrachtungsweise beschränkt sich auf das rein Funktionale, und die Bilder, die uns Medien, Werbung, Statistiken usw. vermitteln, zeigen nur die sichtbaren, spektakulären Bereiche der Sexualität. Dieser vermeintlich befreite Umgang mit dem Thema geht jedoch so ziemlich am Wesen der Sexualität vorbei und auch an dem, was die Menschen wirklich beschäftigt, denn das persönliche Empfinden und Erleben wird dabei nicht berücksichtigt. Die häufigste Frage, die ich in der Praxis höre, ist denn auch: «Ist es normal, dass ...» oder «Bin ich normal, wenn ...» das eigene Erleben von diesen Bildern und Vorstellungen abweicht?

Tja, was wäre, wenn Sie tatsächlich die einzige Frau, der einzige Mann wären, die so und so empfinden?

Gut, Sie würden dann wohl nicht der Norm entsprechen. Aber müssen Sie das denn?

Die Sexualisierung aller Lebensbereiche suggeriert sexuelle Befreiung. Sexuelle Befreiung heisst jedoch nicht, sich tabulos und enthemmt mit Männlein und Weiblein zu paaren – das kann zwar durchaus geil und nett sein, aber befriedigt nicht nachhaltig, weil der Mensch dabei nicht als Ganzes berührt wird. Sexuell befreit zu sein heisst, die eigenen Bedürfnisse zu kennen, dafür selber Verantwortung zu übernehmen und das eigene Erleben und Empfinden als richtig anzuerkennen. Wer einem Bild entsprechen will, ist nicht befreit.

Die Sexualisierung hat aber auch einen Vorteil, nämlich den, dass man heute über Sexualität reden darf. Das heisst nun nicht, dass Männer und Frauen das schon wirklich gut können, sondern dass das Bewusstsein dafür im Ansatz geweckt ist, dass es sein darf und sein müsste. Nun ginge es noch darum, das Wie zu erlernen. Das heisst, statt nur über Äusseres wie Praktiken, Techniken, Stellungen miteinander über das eigene Erleben und Empfinden zu reden, das heisst, sich einander ganz nackt zu zeigen. Und das kann nur funktionieren, wenn Mann wie Frau ihre eigene Sexualität und die damit verbundenen Gefühle erforschen und entdecken.

Das Buch soll dazu anregen, ganz konkrete Schritte zu tun auf Ihrer Reise. Sexualität ist ja etwas sehr Körperliches, und Lernschritte können fast nur gemacht werden, indem Sie etwas höchstpersönlich erlebt und selber erfahren und nicht nur darüber philosophiert haben.

So streue ich hie und da kleinere und grössere Experimente ein, die Sie sofort in die Praxis umsetzen können. Dabei ist es wichtig, dass Sie nur wahrnehmen und beobachten und weder gross interpretieren noch analysieren, denn hier werden Sie möglicherweise mit Worten konfrontiert, deren praktische Inhalte Sie noch gar nie erfahren haben. Und wenn es darum geht, neue Erfahrungen zu machen, ist der Verstand mit seinen Argumenten und seinen Analysen manchmal etwas hinderlich. Falls es Sie eine gewisse Überwindung kosten sollte, das eine oder andere Experiment durchzuführen, denken Sie daran, es geht einzig darum, zu forschen und dadurch vielleicht eine neue Sichtweise zu entdecken.

Lassen Sie sich keinesfalls davon einschüchtern, wenn sich Ihre persönlichen Erkenntnisse weder mit wissenschaftlichen Ergebnissen noch Statistiken noch mit Vergleichen im Bekanntenkreis noch mit Darstellungen in den Medien decken. Bei diesem Forschungsprojekt geht es ganz allein um Ihr persönliches Erleben und Empfinden, und das ist weder messbar noch vergleichbar, denn es ist schlichtweg Ihres.

Sollten Sie jedoch mit den Erkenntnissen Ihrer Forschung nicht zufrieden sein, haben Sie hingegen jederzeit die Möglichkeit, daran etwas zu verändern. Das Sprichwort «Was Hänschen nicht lernt, lernt Hans nimmermehr» hat in der Sexualität keine Berechtigung. Das sexuelle Erleben und Empfinden ist nicht einfach gegeben, sondern veränderbar bis ins hohe Alter. Wie gesagt: Sexuelles Verhalten hat man sich über die Jahre hinweg angeeignet, und somit kann man sich seiner auch wieder «enteignen» bzw. es ganz neu lernen. Und wenn Sie sich dabei vermehrt von Ihrem Herzen leiten lassen statt von Kopf und Hormon, kann Ihnen Überraschendes begegnen.

Viel Experimentier-Freude!

Herzlich, Marlise Santiago

# Kapitel 1
# Was ist Sexualität?

## Sex ist nicht alles, aber alles ist Sex

«Es gibt weiss Gott noch anderes auf der Welt als Sexualität. Es ist, als ob heutzutage das Leben allein daraus bestehen würde» bekomme ich hie und da zu hören. Jaja, das Leben besteht tatsächlich nicht nur aus Sexualität, aber andererseits: Alles Leben entsteht aus Sexualität!

Sexualität ist die Kraft, die uns zum Leben verholfen hat. Sie ist Lebensenergie und begleitet uns bis ins hohe Alter. Ja, sie scheint uns auch in den Tod zu begleiten. Wenn wir beobachten, dass betagte Menschen vor ihrem Tod sehr oft noch einmal so richtig aufblühen, dass ihre Sinne geschärft sind, dann heisst das für mich nichts anderes, als dass die Sexualenergie auch Kraftquelle ist für den Übergang in eine andere Dimension. Menschen, die Sterbende begleiten, sind manchmal mit dem Wunsch konfrontiert, doch noch einmal eine geschlechtliche Vereinigung erleben zu dürfen. Ganz berührend war für mich in diesem Zusammenhang die Aussage eines betagten Klienten, der zeitlebens keine Erektionen haben und aus diesem Grund noch nie in einer Frau sein konnte: «Wissen Sie, ich habe Angst, dass ich dereinst nicht sterben kann, dass ich nicht werde loslassen können. Ich habe es nie erlebt, in einer Frau zu sein. Mir geht es nicht um Geilheit oder so etwas. Es ist etwas ganz anderes. Ich kann es Ihnen nicht genau sagen». Dieser Mann scheint von dieser Kraft etwas geahnt zu haben und wollte sich damit auseinandersetzen.

Wir alle spüren diese Kraft und können sie auch in der Natur beobachten. Diese Energie ist beim ganz kleinen Kind noch wunderbar zu sehen: Die unbändige Lebensfreude, die unersättliche Hingabe an ein Spiel, das ekstatische Lachen, wenn es von den Eltern durch die Luft gewirbelt wird. Das alles ist Sexualkraft in ihrer reinen Form. Knaben, die sich im wilden Spiel tummeln, spüren darin die Ahnung ihrer schlummernden Manneskraft. Junge Frauen, die an Konzerten reihenweise in Ohnmacht fallen, erleben hingebungsvolle Ekstase. Und was treibt uns später dazu, uns dauernd nach der neusten Mode einzukleiden oder abendlang in Clubs rumzuhocken? Was treibt Menschen dazu, ihre Körper in die momentan moderne Form zu fitten, Diäten zu halten oder daueraufgestellt sein zu wollen? Was ist es, wenn ein alter Mann von der Schönheit der Frauen schwärmt oder eine alte Frau selbstvergessen das Fell einer Katze streichelt?

Letztlich ist es die Sexualkraft. Es scheint, als sei in jeder unserer Zellen die Erinnerung an diese wunderbare Urkraft gespeichert. Nur ist sie uns in der Zwischenzeit etwas abhandengekommen. Sie wird auf Äusserliches reduziert oder zum blossen Geschlechtsakt, zu einer Technik oder Praktik degradiert. Sie wird als etwas Sensationelles und Spektakuläres dargestellt oder andererseits nach wie vor verdrängt. Und so wird auch das Ausleben von Sexualität oft nicht von dieser Energie angetrieben, sondern von Bildern, Vorstellungen und Erwartungen, die wir uns irgendwann angeeignet haben. Das trägt dazu bei, dass Sexuelles für viele Menschen tief im Innern unbefriedigend bleibt, sich schnell verbraucht oder nicht sein darf.

Glücklicherweise haben wir jedoch jeden Tag die Möglichkeit, uns neu zu entscheiden, ob wir uns dieser Energie wieder öffnen wollen. Das kann beispielsweise ein fröhliches, aus tiefem Herzen kommendes Lachen sein, das letztlich viel mehr Sexualenergie versprüht als jeder gepiercte Bauch oder getrimmte Körper.

## Eine Definition von Sexualität

Darüber, was Sexualität ist, haben sich schon viele Menschen Gedanken gemacht und Modelle und Definitionen erarbeitet. Wenn ich in eine Schulklasse komme und die Mädchen und Jungen formulieren lasse, was denn Sexualität ist, verstehen sie darunter den Geschlechtsverkehr, die genitale Penetration. Alles andere ist keine richtige Sexualität, kein richtiger Sex. Dieses Verständnis entsteht offenbar bereits irgendwann im Laufe der Kindheit, um dann sehr oft für den Rest des Lebens so zu bleiben. Im Verständnis der meisten Menschen ist Sexualität gleich Geschlechtsverkehr, und der beginnt mit dem Eindringen des steifen Penis und endet mit der Ejakulation des Mannes. Diese Sicht ist sehr eng, ausschliesslich mannorientiert und verunmöglicht zärtliches, absichtsloses Verweilen, Geniessen und Wahrnehmen.

So möchte ich hier eine mögliche Definition davon geben, wie Sexualität auch gesehen werden kann: als etwas Ganzheitliches, in das das gesamte menschliche Leben und Empfinden mit eingeschlossen ist. Denn so wie Sexualität meist dargestellt wird, könnte man annehmen, sie sei etwas völlig Losgelöstes, Isoliertes.

Eine Definition, die ich immer gerne aufgreife, ist Paul Sporkens Kreismodell. Er hat es zum Verständnis der Sexualität von Menschen mit geistigen Behinderungen entwickelt. Ich bin der Ansicht, dass es jedoch auch sehr schön eine erweiterte Sicht auf die Sexualität nichtbehinderter Menschen ermöglicht. Das Modell versinnbildlicht die Sexualität mit drei ineinander liegenden Kreisen.

- Der äussere Kreis ist der äussere Bereich der Sexualität. Er steht für Verhaltensweisen im allgemeinen menschlichen Zusammenleben, für Blicke, für Gespräche, für einen Spaziergang usw.
- Der mittlere Kreis, der mittlere Bereich der Sexualität, steht für alles Zärtliche, Sinnliche, Erotische, wie Streicheln, Kuscheln, Massieren, Umarmen, Küssen usw. Er steht auch für den Gefühlsbereich.
- Der innere Kreis, der genitale Bereich, steht für die genitale Sexualität, wie Petting, genitale Selbstbefriedigung, genitale Penetration.

Wenn ich von diesem Modell ausgehe und es weiterentwickle, wird nur schon durch die Grösse der Kreise sichtbar, wie verschoben die Wahrnehmung von Sexualität im Allgemeinen ist. Der grösste Kreis, das, was im menschlichen Zusammenleben am häufigsten vorkommt, hat in der öffentlichen Meinung von Sexualität den kleinsten Stellenwert, und die genitale Sexualität, die in der Regel mit wenigen Menschen geteilt wird, wird gross aufgeblasen und an erste Stelle gerückt. Der ganze mittlere Bereich wird im allgemeinen Verständnis zu «Blümchensex» degradiert, der bestenfalls von Weicheiern oder Teenies gelebt wird, oder dann als Vorspiel deklariert, dem wortgemäss noch etwas folgen muss.

Obiges Modell macht aber auch sichtbar, wie sehr die einzelnen Bereiche zusammenhängen. Ich würde sogar sagen, dass sie einander bedingen, damit man genitale Sexualität leben kann, die mehr als blosse Triebabfuhr ist. Was ist ein Geschlechtsakt ohne Sinnlichkeit? Was ist eine sinnliche Begegnung ohne das Gespräch?

Ganzheitliche Sexualität ist mehr, sie kann das ganze Wesen eines Menschen berühren und nähren.

Befriedigende Sexualität muss also nicht unbedingt genitale Sexualität sein und auch nicht zwingend Paarsexualität. Wenn das ganze menschliche Wesen mitberührt, mitgenährt ist, wirkt sie nachhaltig, ganz egal in welchem der drei Bereiche sie stattfindet. Damit das jedoch geschehen kann, müssen all die Bilder und Vorstellungen, welche die Sexualität begrenzen, sich auflösen. Sexualität ist nicht nur körperliche Befriedigung; Wenn sie ganzheitlich wird, ist sie genauso auch Seelen- und Herzensnahrung. Dann kann beispielsweise ein tiefes Gespräch Nahrung genug sein, so dass die genitale Sexualität gar nicht ins Spiel kommen muss. Man fühlt sich nach so einer Begegnung satt und zufrieden. Andererseits kann so ein Gespräch aber auch den Anstoss geben, dass zwei einander aus diesem Berührtsein im Gespräch auch körperlich näher kommen möchten. Auch das kann dann wiederum so stehen bleiben. Dieses Entdecken und Staunen kann Nahrung genug sein für den Moment, und jedes Mehr könnte zu viel sein. Aber genauso kann das sinnliche, zärtliche Zusammensein auch die Lust auf eine genitale Vereinigung wecken. Aber wie gesagt: Es muss nicht! Jeder Bereich der Sexualität kann für sich Nahrung genug sein, und es ist eine Frage der Definition, was denn nun «richtige Sexualität» ist und was nicht. Sind es die eigenen Empfindungen, oder ist es das Bild, wie Sexualität ablaufen müsste?

Ich stelle hier die These auf, dass die genitale Befriedigung eigentlich so etwa an letzter Stelle der menschlichen Bedürfnisse und Bedürftigkeiten steht, und dass der genitale Orgasmus oft kompensatorisch für ganz andere Bedürftigkeiten herhalten muss.

Die herkömmliche Vorstellung von Sexualität bringt es auch mit sich, dass das Ausleben der einzelnen Bereiche oft vorzeitig abgeklemmt und weder kultiviert noch genossen wird, aus Angst, dass es unweigerlich zum nächsten Bereich übergehen muss. Kann ich mit jemand Wildfremdem einfach so ein paar Worte wechseln, oder verpflichtet das zu etwas? Kann ich mich im Gespräch vorbehaltlos zeigen, oder wird das zu nahe? Kann ich in der Disco ekstatisch tanzen, oder könnte ich damit falsche Erwartungen wecken? Kann ich meinen Mann umarmen, obwohl ich gerade keine Lust auf genitalen Sex habe? Kann ich meine Frau zärtlich berühren, auch wenn ich dabei eine Erektion bekomme, aber gar nicht unbedingt mit ihr schlafen möchte?

Solche und ähnliche Überlegungen und Überzeugungen verhindern das Erleben einer ganzheitlichen Sexualität.

Mann wie Frau landen oft fast direkt im inneren Kreis, obwohl die Annäherungen in den äusseren Kreisen kaum stattgefunden haben. Damit beschneidet man letztlich die eigene sexuelle Energie. Ich höre von Frauen wie auch von Männern immer wieder: «Eigentlich wäre es gar nicht unbedingt nötig gewesen, miteinander zu schlafen», oder: «Eigentlich ist mir alles viel zu schnell gegangen.» Aber Mann wie Frau denken offenbar, dass sie sich eine Blösse geben könnten, wenn sie ehrlich zu ihren Gefühlen und Bedürfnissen stehen würden. Umso schöner, wenn sich zwei treffen, die den Mut haben, das auszusprechen, und dann erst noch feststellen, dass eigentlich beide noch ein bisschen mehr Zeit brauchen würden, um in den inneren Bereich einzutreten.

Überprüfen Sie doch hie und da Ihre momentane Motivation, warum Sie miteinander schlafen. Auf dieses Thema komme ich weiter unten sowie im Kapitel «Paar» noch zurück.

• **Experiment:** Was der Bauer nicht kennt, frisst er nicht oder: Wen ich nicht kenn, den grüss ich nicht – **Kontakt mit Unbekannt**

Das erste Experiment ist wohl eher für coole Stadtmenschen gedacht. In nicht urbanen Gegenden ist dieser Umgang noch selbstverständlicher, zumindest wenn es Einheimische betrifft.

Wechseln Sie hie und da ein paar Worte mit einer unbekannten Person. Tun Sie das jedoch ganz absichtslos, einfach so aus dem

Moment heraus. Verabschieden Sie sich auch wieder im vollen Bewusstsein, dass Sie für sich selber verantwortlich sind und nicht dazu da, irgendwelche Erwartungen, die Ihnen vielleicht entgegengebracht werden, erfüllen zu müssen.

**Reflexion:** Wie fühlen Sie sich dabei? Kostet es Sie Überwindung, so «uncool» zu sein? Ertappen Sie sich bei unterschwelligen Absichten/Hoffnungen? Nehmen Sie beim Gegenüber oder bei sich selber Erwartungen wahr? Wie fühlen Sie sich, wenn Ihr Gegenüber mit Ablehnung reagiert?

## Sexualität ist unspektakulär

Glauben wir dem, wie Sexualität in der Öffentlichkeit dargestellt wird, ist sie, wie gesagt, etwas Losgelöstes, etwas Exhibitionistisches und Sensationelles, ist Lifestyle-Objekt, besteht aus Techniken, Stellungen, Praktiken, Grenzerfahrungen und ist gesteuert von den Hormonen. Kurz: Sie soll ein dauerndes Feuerwerk sein, das in allen Farben sicht- und hörbar sprüht und knallt. Nur, diesem Anspruch wird kaum jemand auf die Dauer gerecht, bzw. mit diesem Anspruch wird man der Sexualität nicht gerecht.

Sexuelles Empfinden und Erleben ist ein innerer Vorgang und keineswegs spektakulär. Weil wir jedoch dauernd um die Ohren gehauen bekommen, wie Lust und Begehren auszusehen haben und was vermeintlich befreite Sexualität ist, halten wir uns an diese äusseren Bilder. Das beliebte Kinosujet beispielsweise, wo zwei sich die Kleider vom Leib reissen, übereinander herfallen und sich dann auf Mobiliar und Boden tummeln, steht für Leidenschaft und Begehren pur. Und wer es persönlich nicht gar so spektakulär erlebt, fragt sich zuweilen schon, ob er oder sie überhaupt ein leidenschaftlicher Mensch ist. Oder könnte es auch so sein, dass Leidenschaft äusserlich still und ruhig daherkommt und sich innerlich einiges bewegt? «Ich möchte mich so gerne hemmungslos und leidenschaftlich hingeben, aber bei mir passiert das nie», erzählte eine Frau, die mir beim Nachfragen dann jedoch von ihrem reichen Innenempfinden berichtete.

Wenn wir äusseren Bildern entsprechen wollen, gehen das Körperempfinden sowie das innere Erleben unter, und Sexualität spielt sich nur noch mehr oder weniger im Kopf ab. Das gilt heute als Normalzustand.

Eine dreissigjährige Frau schilderte mir voller Scham, dass sie es fast nicht über sich bringt, One-Night-Stands zu leben. Dass sie eigentlich viel Zeit brauche und Vertrauen, bis sie wirklich bereit sei, mit einem Mann zu schlafen. Alle ihre Freundinnen könnten das spielend, die seien sexuell so locker und frei. Was sie denn gegen ihre Verklemmtheit unternehmen könnte.

Oder eine andere Frau, die vor der Ehe keine Penetration wollte und nach der Hochzeit zunehmend an sekundärem Vaginismus zu leiden begann: «Wenn ich nicht wüsste, dass man in der Ehe Geschlechtsverkehr haben muss, wäre ich der glücklichste Mensch». Sie schilderte all die Zärtlichkeiten vor der Ehe und die Erfüllung und Befriedigung, die sie und auch ihr Mann dabei erlebt hatten. Davon war nachher nichts mehr da. Nur noch Scham über ihr vermeintliches Versagen, Verzweiflung über ihre angebliche Gefühlskälte und die Gewissheit, keine richtige Ehefrau sein zu können.

Dieses Etwas-erfüllen-Wollen und das Sich-Vergleichen schaffen viel Druck. Das eigene Erleben und Empfinden wird als nicht richtig, zu unspektakulär, zu wenig leidenschaftlich, verklemmt usw. eingestuft, und zudem hinkt die eigene Libido in der Regel – ausser bei akuter Verliebtheit – der in Umfragen angegebenen Sex-Frequenz meilenweit hinterher.

Liesse man all die Bilder, Vergleiche, Gebote und alles, was man je über Sex gehört hat, weg, blieben das ureigene sexuelle Empfinden und Erleben. Es könnte spannend sein, sich auf die Suche danach zu machen. Das könnte beispielsweise heissen, dass Lust ganz still daherkommt und aus dieser Stille heraus eine ungeahnte Fülle entsteht. Oder es könnte sein, dass die durch die übliche Aneinanderreibung beim Geschlechtsakt abgestumpften Genitalien mit der Zeit zu viel tieferen Empfindungen fähig werden. Es könnte heissen, dass das Erzielen eines herkömmlichen Orgasmus nicht mehr im Vordergrund steht, sondern das Erleben dessen, was es in diesem Moment gerade zu erleben gibt. Ohne Ziel. Es könnte zur Folge haben, dass das Gegenüber plötzlich auf einer tieferen Ebene erkannt wird. Es könnte heissen, dass genitaler Sex nur noch aus einer echten Bereitschaft heraus gelebt statt kompensatorisch eingesetzt wird. Es könnte sich begeben, dass ein Paar sich fast immer in derselben Stellung liebt, ohne dass es langweilig wird, eben weil das innere Erleben dabei immer anders sein kann usw. Kurz gesagt:

Auf dem Weg vom Aussenleben zum Innenerleben der Sexualität könnte sich Überraschendes ereignen. Überraschend Unspektakuläres!

## Secondhand-Sexualität

Aber in körperlichen Begegnungen wird meist auf das Ziel hingearbeitet, das da heisst: Geschlechtsverkehr, und als nächstes Ziel wird dann gleich der Orgasmus bzw. die Ejakulation angepeilt. So wird die Sexualität missbraucht. Aber schon Kindern wird das so beigebracht. Denken wir beispielsweise an die deutsche Jugendzeitschrift «Bravo», die heute von Kindern ab neun Jahren gelesen wird! In fast jeder Ausgabe wird in den Bildgeschichten explizit erklärt, was wann wie zu tun ist, damit was wann wie geschieht.

So wird bereits in früher Jugend der Grundstein dazu gelegt, dass es verpasst wird, die eigene Sexualität, das eigene sexuelle Erleben zu entdecken und zu kreieren, denn Bilder finden ihren Weg sehr schnell und nachhaltig in unser Inneres.

Ich mag mich noch gut erinnern: Ich war etwa zwölf Jahre alt und so etwa zum ersten Mal am Knutschen. Es war eher enttäuschend und vor allem sehr sehr feucht. Nach einiger Zeit dachte ich, dass jetzt doch eigentlich etwas geschehen müsste, irgendetwas Sensationelles vielleicht, oder dass es irgendwie weitergehen müsste als nur dieses eher unangenehme Feuchte.

Mir kam dann plötzlich ein Bild aus der «Bravo» in den Sinn, auf dem das Mädchen dem Jungen das Hemd aufknöpft. Das tat ich dann. Mit dem Resultat, dass wir beide völlig verblüfft waren. Er sass da mit geöffnetem Hemd und wusste nicht weiter. Ich sass da und wusste auch nicht weiter. Ausserdem war es mir furchtbar peinlich, dass ich das einfach so getan hatte. Um die Knutscherei machte ich dann jedenfalls eine Zeit lang einen grossen Bogen.

Es ist ein grosser Unterschied, ob wir etwas tun, weil wir glauben, es tun zu müssen, oder ob wir es aus einem inneren Antrieb heraus tun.

Mögen Sie sich vielleicht noch daran erinnern, wie aufregend ein Kuss sein konnte oder das erste Mal geschlossen zu tanzen oder stundenlang die Hand des Schulschwarmes zu halten? Solches in aller Ruhe zu erleben und endlos auszukosten wird heute oft schon dadurch unterbunden, dass den Teenagerfrauen die Pille verschrieben wird, sobald sie einen Teeniemann auch nur schon erwähnen. Dadurch werden Jugendliche beinahe dazu gedrängt, eine ihnen noch nicht angepasste Sexualität zu leben. Und dadurch nimmt man ihnen auch ein Stück weit die Eigenverantwortung aus der Hand. Was wollen wir miteinander erleben? Wann wollen wir das erste Mal miteinander schlafen? Wie wollen wir eine

Schwangerschaft verhüten? Wie schützen wir uns vor dem HI-Virus und anderen durch sexuellen Kontakt übertragbaren Krankheiten? Das wären Gespräche, die Teenagerpaare miteinander zu führen hätten, und zwar lange bevor sie miteinander ins Bett steigen.

Jugendliche leben oft eine Sexualität, die ins Erwachsenenalter gehören würde. Jugendliche Sexualität hiesse den eigenen Körper zu entdecken, Schmusen und Streicheln, Streicheln und Entdecken der Geschlechtsorgane und dabei vor allem die eigenen Empfindungen und Gefühle wahrzunehmen und sie einander zu erzählen. Es könnte in der späteren Pubertät auch heissen, ganz still genital vereint zu liegen und einfach zu spüren, wie sich denn dieses weibliche bzw. männliche Genital anfühlt. Wie es denn ist, einen Mann aufzunehmen, was es heisst, von einer Frau aufgenommen zu sein. Was diese Begegnung im Herzen auslöst und so weiter. Jugendliche Sexualität hat meines Erachtens nichts mit Geilheit und Befriedigung im herkömmlichen Geschlechtsakt zu tun. Und schon gar nichts mit SM-Praktiken und Fetischen.

Aber die Bilder, die ihnen heute zugänglich sind, zeigen Sexualität schlechthin. In Mittelstufenschulklassen hat beispielsweise bereits ein grosser Teil der Kinder Bekanntschaft mit Pornofilmen gemacht. Tendenz dank Internet rasant zunehmend. Und es ist für mich immer wieder erschütternd festzustellen, wie sehr diese Bilder das Verständnis der Kinder darüber, was Sexualität ist und wie sie gemacht wird bzw. gemacht werden muss, prägen. Und das Tragische ist, dass sie mit diesen Bildern von der Gesellschaft und den Eltern allein gelassen werden.

Sprachlosigkeit wird als Normalzustand gezeigt. Dazu kommen klare Bilder, was das Rollenverhalten in der Sexualität anbelangt: Mann geilt sich an der Lust der Frau auf. Damit das geschehen kann, berührt er sie zielgerichtet. Frau verhält sich entsprechend, stöhnt und windet sich im richtigen Moment, eben, damit Mann erregt wird. Denn wenn er erregt ist, heisst das, dass er sie begehrt, und das wiederum könnte heissen, dass sie gut ist und somit geliebt wird. Weiter entsteht ein falsches Bild über den Orgasmus. In einer sechsten Klasse waren sich Mädchen wie Knaben einig, dass die ganze «Rackerei» bei Mann wie Frau so schnell wie möglich zum Orgasmus bzw. zur Ejakulation führen sollte. Die Mädchen waren dann sehr betroffen, als ich erzählte, dass Frauen manchmal bis zu einer halben Stunde Stimulation brauchen, bis sie einen Orgasmus erleben können. Ihre Angst war, dass sie zu diesen Frauen gehören könnten. Die Knaben reagierten eher betreten und sahen «harte Arbeit» auf sich zukommen.

Da löst also etwas, was ganz normal ist, Angst aus, weil das Bild schon anders da ist, oft lange bevor es erlebt wird.

Ausserdem wird suggeriert, dass der Mann für den Orgasmus der Frau verantwortlich ist. Er «besorgt» es ihr. Und wenn er es ihr gut «besorgt», kommt sie schnell. Und sie ist für seine Ejakulation insofern verantwortlich, als sie ihn darin bekräftigt, wie gut er ist, und ihn antreibt zu kommen. So lernen Knabe und Mädchen schon früh, dass nicht sie selber für ihre Sexualität und Befriedigung verantwortlich sind, sondern das Gegenüber. Und sie lernen schon früh, dass Lust nicht ausgedehnt und genossen wird, sondern so schnell wie möglich wieder weg muss.

Wenn sich junge Frau und junger Mann dann körperlich näher kommen, kann es gut sein, dass sie einfach mal nachahmen, was sie schon gesehen, gelesen, gehört haben. Fast wie Schauspieler. Beide agieren im Aussen und konzentrieren sich auf die Reaktionen des Gegenübers und auf Fantasien. So geschieht es, dass viele Menschen auch noch im Erwachsenenalter Partnersexualität leben, aber kaum eine Ahnung davon haben, was sie eigentlich empfinden oder was sie wirklich gerne hätten oder wo die innere Quelle ihrer Lust ist oder was sie wirklich für Bedürfnisse hätten usw. Sie leben eine eigentliche Secondhand-Sexualität und finden das ganz normal.

Wie ist denn das bei Ihnen?

• **Experiment:** Das wird in Ihrem Leben Geschichte machen – **die sexuelle Biografie**

Ein Curriculum der etwas anderen Art wird in Ihrem Leben Geschichte machen: Das, was in den meisten Lebensläufen tunlichst verschwiegen wird, die sexuelle Entwicklungs- und Erlebensgeschichte, soll für einmal einziger Inhalt sein.

Die unten stehenden Fragen können Ihnen etwas Orientierung geben, damit Sie sich in diesem weiten Thema nicht allzu sehr verlieren. Es kann auch sehr spannend sein, diese Aspekte Ihrer Lebensgeschichte einem Freund oder der Partnerin zu erzählen. Dabei werden Sie feststellen, dass die Geschichte immer etwas anders ausfällt, je nachdem, wem Sie sie erzählen.

Mögen Sie sich daran erinnern, wie Sie Ihre Sexualität entdeckt haben? Wie Sie vielleicht entdeckt haben, dass Sie ein sexuelles Wesen sind? Wie das war, als Sie merkten, dass es Mädchen und Knaben gibt? Wie haben Ihre Eltern darauf reagiert? Wie gingen Ihre Eltern sonst mit dem Thema Sexualität um? Haben Sie die beiden je zärtlich gesehen? Wie war der Umgang mit Körper und Nacktheit? Überlegen Sie, welche Erlebnisse, welche Bilder etc. Ihr Verständnis von Sexualität geprägt haben. Haben Ihr Empfinden und Erleben mit Ihren Vorstellungen übereingestimmt? Wie ist das heute? Mögen Sie sich an die Gefühle bei Ihrer ersten Monatsblutung erinnern oder Ihrem ersten Samenerguss oder an Ihre ersten orgasmischen Empfindungen? Wie hat sich Ihre Sexualität im Laufe Ihres Lebens entwickelt? Wie war sie mit 16, wie mit 20, wie ging es Ihnen damit, als Sie junge Mutter, junger Vater waren? Welchen Stellenwert hatte Ihre Sexualität in Zeiten mit grosser beruflicher Anspannung oder in Zeiten, wo Sie gesundheitlich angeschlagen waren, oder in Zeiten ohne Partnerin oder Partner? Mögen Sie sich an sexualisierte Gewalt erinnern, an Übergriffe, an Missbrauch? Was ziehen Sie insgesamt für eine Bilanz aus Ihrer sexuellen Geschichte? Was ist schön, was weniger, was verletzend? Was möchten Sie allenfalls verändern?

Verweilen Sie beim Aufschreiben oder Erzählen, aber nicht in äusseren Eindrücken wie z. B.: «Das erste Mal Sex hatte ich mit 18, dann hatte ich wechselnde sexuelle Beziehungen, dann eine längere Beziehung, bis ich dann mit 26 meine heutige Frau kennenlernte. Mit ihr habe ich normalen Sex. Es könnte zwar manchmal etwas häufiger vorkommen, aber es ist o. k. ...», sondern beziehen Sie immer auch Ihr Empfinden mit ein. Beispielsweise: «Mit 18 hatte ich das Gefühl, dass ich langsam überfällig bin. Alle Jungs in meinem Umfeld schienen das Erlebnis schon hinter sich gebracht zu haben. Wenn ich ehrlich bin, hatte ich aber noch gar nicht so wirklich Interesse an einem sexuellen Akt. Ich genoss es vielmehr, mit meiner Freundin viel zu unternehmen und mit ihr zärtlich zu sein. Irgendwann dachte ich selber auch, dass sie es von mir erwartet, denn sie hatte schon diesbezügliche Erfahrungen gemacht. So beschlossen wir, es zu tun. Auf einem Fahrradausflug in einem Heuschober. Noch heute verbinde ich den Geruch von staubigem Heu mit meinem ersten Geschlechtsverkehr. Ich war derart angespannt, dass ich zuerst lange keine Erektion hatte, und kaum war ich in ihr drin, bin ich auch schon gekommen. Das war mir furchtbar peinlich. Ich fühlte mich als Versager und habe mich geschämt. Ihre Beschwichtigungen konnte ich gar nicht annehmen. Meine Scham war derart gross, dass ich mich ihr körperlich nicht mehr annähern mochte. Vielmehr wollte ich es lieber mit anderen Frauen ausprobieren, die ich nicht so gut kannte ...» Wie Sie sehen, wird das eine längere Geschichte, und es macht wahrscheinlich Sinn, sie in mehreren Etappen aufzuschreiben oder zu erzählen.

Lassen Sie diese Geschichte dann ruhen. Es ist gut, dass sie einmal zu Papier gebracht wurde, denn sie gehört zu Ihnen, zu Ihrem

Leben, so wie andere Aspekte auch. Aber sie ist Vergangenheit. Stellen Sie sich nun vielmehr die Frage: «Was wünsche ich mir in Zukunft für eine Sexualität? Was möchte ich allenfalls verändern?» Wenn Sie sich ein wenig bewusst sind, welche Erfahrungen, Erlebnisse, Glaubenssätze, Mythen, Bilder etc. Ihr sexuelles Verhalten geprägt haben, dann fällt es Ihnen leichter, sich in Zukunft auf den Weg zu Ihrer ureigenen Sexualität zu machen. Und dazu gehört vor allem, dass Sie Ihren Empfindungen trauen, dass Sie Ihr Erleben als richtig anerkennen und dass Sie lernen, die Sprache Ihres Körpers zu verstehen.

Eine sehr junge Frau schilderte mir, dass Sex mit ihrem Freund schon nach drei Monaten nur noch langweilig war, weil sie schon alles (!) probiert hatten. Sie hatte auch den Eindruck, dass mit ihr etwas nicht in Ordnung sei, weil sie kaum noch Lust empfand und auch körperlich kaum etwas spürte. Damit ist sie keinesfalls allein. Viele Frauen tun es auch heute noch «dem Freund zuliebe». Sie spüren nichts. Weder auf der Körperebene noch auf der Gefühlsebene, denn durch das «dem Freund zuliebe» verschliesst sich das Herz.

Den Zusammenhang zwischen Gefühlsbereich und Vagina beschreibe ich dann im Kapitel «Frau» noch ausführlicher.

Dieses Beispiel zeigt, wie sehr Sexualität missverstanden werden kann. In der Sexualität geht es keineswegs darum, alle Stellungen und Praktiken in möglichst kurzer Zeit abzuspulen.

Solches Machen und Tun wird tatsächlich langweilig und muss mit immer wieder neuen Partnern oder Partnerinnen durchgespielt werden, um einigermassen attraktiv zu bleiben. Sexualität betrifft nicht nur den Körper, sondern schliesst das ganze Wesen mit ein. Da treffen sich nicht nur zwei Genitalien, sondern zwei Menschen mit ihrer ganzen Geschichte, mit Prägungen, Verletzungen, Ängsten usw.

Durch dieses Ins-Aussen-Gehen, durch dieses Agieren verliert man sich. So denke ich, dass mit dieser jungen Frau alles in guter Ordnung ist, denn ihre Seele hat ihr ein Signal geschickt, das sie auch wahrgenommen hat: «He, halt mal an, Frau! Was tust du da?» Lustlosigkeit kann eine Sprache sein. Es wäre hilfreich, sie verstehen zu lernen, anstatt sie zum Schweigen zu bringen oder sie zu überhören.

## Das Mass der Lust

Woran wird denn eigentlich die Menge der Lust gemessen?

An Statistiken? An Vorstellungen, die man von anderen hat? An Prahlereien? Und was heisst denn überhaupt Lusthaben? Heisst das, in einer Sekunde von null auf hundert sein zu müssen? Oder könnte sie sich auch ganz langsam aufbauen, indem die beiden äusseren Bereiche der Sexualität genährt sind? «Meine Libido ist abhandengekommen!» Ein Hilfeschrei, der von Männern und Frauen getan wird. Die Vorstellung, dass Lust etwas Losgelöstes ist, das einfach so aus dem Nichts heraus da sein müsste, schafft enormen Druck. In der Praxis wird mir immer wieder die Erwartung geschildert, dass diese Lust vorzugsweise in der letzten Viertelstunde vor dem Einschlafen, nachdem der Abend vielleicht schweigend oder beiläufig fummelnd vor dem Fernseher verbracht worden ist, plötzlich erwachen sollte. Aber wann das letzte echte, anteilnehmende Gespräch oder die letzte bewusste zärtliche Annäherung stattgefunden hat, daran mögen sich viele nicht mehr erinnern. Wieder geht vergessen, dass Sexualität nicht etwas Losgelöstes ist, sondern immer den ganzen Menschen mit einbezieht. Und so ist es auch mit der Lust.

Fehlende Erregung oder Lust kann jedoch auch eine Chance sein, feine Wahrnehmung zu erleben, den Fluss der Energie zu spüren, mehr bei sich selber zu sein. Lust kann auch vieles überdecken wie Unstimmigkeiten, Grenzüberschreitungen usw.

In jungen Jahren vermögen wohl die Hormone noch einiges auszugleichen oder zu überdecken. Mit den Jahren ist darauf nicht mehr zu zählen, und Beziehungs- und Herzensaspekte müssen noch viel zentraler werden.

Aber auch in jungen Jahren ist es ganz normal, dass eine Frau ihre Zeit braucht, bis sie wirklich bereit ist, den Mann in sich aufzunehmen oder eine Praktik auszuprobieren usw. Es ist ganz normal, dass ein Penis nicht einfach immer steht. Auch der weiche Penis kann so verstanden werden: «He, Mann, willst du wirklich jetzt mit dieser Frau genitale Sexualität leben, oder wäre es dir eigentlich viel lieber, einfach zu kuscheln, sie einfach zu spüren?» Wer diese Signale nicht beachtet, übergeht die gefühlsmässige Ebene der Sexualität, und dann kann sich eben der Körper mit Abneigung oder Unlust melden. Je schneller auf diese Signale reagiert wird, desto schneller kann ein anderer Weg eingeschlagen werden.

Zu allem, was einfach nur geil und erregend ist, braucht es auch intime, kuschelige Momente, wo zwei alle Zeit der Welt haben, um ihre Körper zu entdecken, zu liebkosen und anzuschauen. Wo zwei herausfinden, was sich wirklich gut anfühlt, auch wenn es von aussen gesehen noch so unspektakulär ist. Es braucht immer wieder Momente, wo beide einander anvertrauen, was schwierig ist, wo Hemmungen sind oder wofür sie sich schämen. Ganz egal, ob Sie nun jung oder schon älter sind. Erst auf solchen intimen Momenten kann sich eine Sexualität aufbauen, die das ganze Wesen umfasst und die dann in der ungewohnten Stille und Schönheit auch das ganze Wesen zu berühren vermag.

Meines Erachtens ginge es in der Sexualität in erster Linie darum, die Ziel- und Absichtslosigkeit zu erlernen. Eine Berührung einfach zu tun, weil es wunderschön ist, das geliebte Gegenüber zu berühren, und nicht, weil diese Berührung etwas Bestimmtes auslösen sollte. Sonst entsteht unterschwellig eine Dynamik aus Erwartungen, die sich immer weiter von dem entfernt, was im Moment eigentlich gerade wichtig wäre.

Es stellt sich auch die Frage, warum eigentlich genitale Paar-Sexualität gelebt wird. Geschieht das aus tiefer, echter Lust und gegenseitigem freudigen Begehren, das genährt ist von innerer Nähe? Oder weil wir letztlich innere Nähe suchen, der wir im Alltag keinen Raum schaffen? Oder um einen Streit zu bereinigen? Oder um über den Partner/die Partnerin sexuelle Spannung abzubauen? Oder um sich etwas zu bestätigen? Oder muss sie wieder einmal, um ihn nicht zu verlieren? Oder muss er, weil er das als Mann bringen muss? Oder sollten sie ganz einfach wieder einmal, weil es schon wieder Monate her ist?

Sexualität kann letztlich nur dann wirklich erfüllend sein, wenn sie aus freudig herzhaftem Begehren gelebt und jegliches Ziel weggelassen wird. Tiefe Augenblicke und Atemzüge während des Liebens, gepaart mit Kommunikation darüber, was jetzt gerade erlebt wird, können mithelfen, dass wir immer besser im Moment ankommen. Und wenn es dann gelingt, sich ganz auf den Moment einzulassen und ihn voll auszukosten, auch wenn er meilenweit von Bildern und Vorstellungen entfernt ist, nähern wir uns dem, was unser ureigenes sexuelles Erleben und Empfinden ist.

• **Experiment:** Äussere Bewegungslosigkeit macht innere Bewegung möglich – **Bewegungsloses Ineinanderverweilen**

Wer sagt, dass Geschlechtsverkehr immer Bewegung und Orgasmus bzw. Ejakulation bedeuten muss? Versuchen Sie einmal, nachdem Sie ineinander geschlüpft sind, nicht gleich zum gewohnten Bewegen überzugehen, sondern innezuhalten. Dabei schauen Sie sich in die Augen. Lassen Sie Ihren Atem fliessen. Entspannen Sie sich immer wieder, wenn Sie merken sollten, dass Sie irgendwo angespannt sind. Streicheln Sie sich sanft, küssen Sie sich, aber immer so, dass nicht die grosse Erregung ausbricht, sondern so, dass Sie sich immer weiter in die Augen sehen und entspannt tiefe Atemzüge tun können.

**Reflexion:** Was spüren Sie? Kommt es Ihnen seltsam vor, einfach so genital vereint zu liegen? Kommen Sie in Versuchung, wie gewohnt in die Bewegung zu gehen? Was sagt Ihr Genital dazu? Was sagt Ihr Herz? Versuchen Sie es zu formulieren. Und: Mann, wenn da Angst ist, dass Ihre Erektion verschwindet, seien Sie gelassen, die kann so schnell wiederauferstehen, wie sie verschwunden ist! Und was wäre, wenn das nicht mehr heute der Fall wäre, sondern erst morgen?

Frau, wenn Sie spüren, dass Ihre Lust verschwindet, dass Ihre Feuchtigkeit versiegt, bleiben Sie gelassen, die kann so schnell wieder aufflackern, wie sie abgeflacht ist! Und was wäre, wenn das erst morgen oder übermorgen der Fall sein würde?

Könnte es sein, dass Lust etwas ist, das kommt und geht wie Wellen im Meer, und wir nur vergessen haben, gelassen und freudig auf diesen Wellen mitzureiten?

## Berührung ohne sexuelle Absicht

Durch das Fixiertsein auf genitale Sexualität kommt Zärtlichkeit im Bett und im Alltag ganz allgemein zu kurz. Mit oder ohne Beziehung. Eben weil Berührung meist an eine Erwartung, ein Ziel geknüpft ist oder an die Angst «Der oder die will etwas von mir, was ich nicht geben will». Auch wenn wir uns selber berühren, geht es ja meist darum, einen Orgasmus zu erzielen. Wir haben es offenbar verlernt, ziellos aus dem Moment heraus zu berühren und uns berühren zu lassen. Aus diesem Grund können wir oft gar nicht wahrnehmen, was eine Berührung in unserem Körper oder unserer Seele eigentlich auslöst, weil wir immer schon einige Schritte weiter sind, nämlich beim Ziel. Wir haben das Geniessen verlernt. Die Hingabe an den Moment. An uns selber. An ein Gegenüber.

Damit wir von diesem Zielorientierten zu eher Ziellosem gelangen, ist ein Umlernprozess notwendig. Hilfreich kann der Besuch einer seriösen Kuschelparty sein, wo es darum geht, sich anderen Menschen körperlich zu nähern, ohne Ziel, ohne Druck, ganz einfach einander zu umarmen, zu berühren und zu spüren, wie wohltuend und nährend das sein kann. Eine weitere Hilfe auf dem Weg zu mehr Ziellosigkeit könnten sogenannte Selbstliebe-Rituale sein. Das Experiment dazu finden Sie im Kapitel «Selbstliebe». Dabei geht es nicht um den Orgasmus, sondern darum, sich selber zu erkunden, zu geniessen und die Hingabe an den Moment und an die Freude zu üben. Eine weitere Möglichkeit ist es, sich als Paar gegenseitig zu massieren, wobei vorgängig ganz klar abgemacht wird, dass es um Berührung geht und nicht um ein Vorspiel zu mehr. Darauf gehe ich im Kapitel «Paar» noch eingehender ein. Oder warum ist es nicht weiter verbreitet, dass sich Freundinnen und Freunde gegenseitig massieren und im Arm halten?

Manchmal ist es auch hilfreich, sich eine professionelle, sexuell absichtslose sinnliche Massage zu gönnen, um einfach einmal in aller Ruhe und ohne Druck den eigenen Körper und die Empfindungen wahrzunehmen. Meiner Erfahrung nach sind sehr viele Menschen ganz weit von ihrem Körperempfinden entfernt und sind kaum fähig, Körpereindrücke und -gefühle wahrzunehmen und zu benennen.

Ich selber berühre unter anderem in Form von ganzheitlichen Massagen, das heisst, ich berühre auch die Geschlechtsorgane. Manchmal, indem ich einfach ganz lange meine Hand auf den Penis oder die Vulva lege, oder manchmal, indem ich die Geschlechtsorgane sanft massiere, sie also weder erregen noch befriedigen will. Auf dieses Thema komme ich im Kapitel «Paar» noch mal zu sprechen.

An dieser Stelle so viel: Ich bin zutiefst davon überzeugt, dass achtsame, liebevolle und sexuell absichtslose Berührung des ganzen Körpers, einschliesslich des Intimbereichs, ein tiefes Gefühl von Angenommensein auslösen kann. Angenommensein mit dem urmenschlichen Bedürfnis nach Nähe und Berührung und mit dem Bedürfnis, auch als sexuelles Wesen gesehen und geachtet zu werden. Dieses «Es darf sein, wie es ist» kann eine wunderbare innere Entspannung bringen, sozusagen ein Ankommen bei sich selber und seiner sexuellen Identität.

Sind Sie sich bewusst, wie oft unsere Geschlechtsorgane bereits in frühester Kindheit abgewertet werden? Eine Mutter, die ihr eigenes Geschlecht nicht zu würdigen weiss, kann beim Wickeln des kleinen Mädchens kaum liebevolle und respektvolle Spiegelung geben. Oder der Vater, der das Bild verinnerlicht hat: «Im Grunde sind doch alle Männer Schweine», wird seinen kleinen Sohn kaum darin unterstützen, seinen Penis mit Freude zu betrachten. Oder wie hat die Mutter damals reagiert, als der kleine Junge ihr voller Stolz seinen gerade zum ersten Mal bewusst wahrgenommenen kleinen Pimmel zeigen wollte? Oder wie hat der Vater darauf reagiert, als das kleine Mädchen ihm mitteilte, dass es im Fall eine Muschi habe wie die Mutter?

Auch Erlebnisse und Versäumnisse aus der frühesten Kindheit können Auswirkungen auf die Sexualität haben. Darum ist es wichtig, dass dadurch entstandene Sehnsüchte im Erwachsenenalter nachträglich ganz bewusst, und nicht durch Ersatzhandlungen, gestillt werden. Erst so wird selbstregulierte Sexualität möglich.

Ich werde hie und da gefragt, warum ich beim Massieren keinerlei erotische Reize von aussen einbringe. Ganz einfach, weil ich sonst Bilder, die eh schon bestehen, noch weiter nähren würde: Der Mann, der erotische Reize von aussen braucht, um überhaupt sexuelle Empfindungen zu haben. Die Frau, die in ihrem Verhalten, in der Paarsexualität diese Reize einbringen zu müssen, gespiegelt würde. Oder eben, weil ich auch Mutterenergie verkörpere. Da wäre Sexualisiertes fehl am Platz.

Mit meiner Arbeit möchte ich ganz klar einen Raum bieten, um das Eigene zu entdecken. Was auch immer das ist. «Wo ist denn meine Quelle der Lust, ohne dass sie von aussen gespeist wird? Spüre ich überhaupt etwas? Bin ich fähig, Gefühle wahrzunehmen? Wo in meinem Körper sind die spürbar? Bin ich überhaupt fähig dranzubleiben, oder schweife ich dauernd in Gedanken und Fantasien ab? Bin ich im Kopf ganz woanders, während mein Körper berührt wird, und wie wirkt sich das auf meine Empfindungsfähigkeit aus?» Die sexuelle Absichtslosigkeit bietet den Raum, sich diesen Fragen zu stellen.

## Den Moment erleben

In diesem Zusammenhang ist auch die Frage spannend: «Wo bin ich mit meinen Gedanken?» In unserem Kopf denkt es fast ununterbrochen, ohne dass wir uns dessen wirklich bewusst sind. Unsere Gedanken beeinflussen auch unsere Gefühle. Wer kennt das nicht, so oder ähnlich: Da ruft eine Freundin länger nicht zurück, und schon denkt es bei mir: «Vielleicht will sie mich gar nicht mehr sehen, was habe ich ihr getan, die soll sich nur so benehmen, ich rufe auch nicht mehr an, so toll sind unsere Gespräche ja gar nicht … ». Wenn ich dann in meinen Körper hineinspüren würde, könnte ich feststellen, dass meine Brust sich schwer und zu anfühlt oder sich vielleicht eine Faust in den Magen bohrt. Aber da ich mir weder bewusst war, was es in meinem Kopf alles gedacht hat, noch dass sich diese Gedanken in meinem Körper spürbar machen und ich sie dort sozusagen ablesen könnte, habe ich einen Groll auf die Freundin.

So kann es spannend sein, gelegentlich einen Blick in den Kopf hinein zu tun und wie beim TV-Schauen die Gedanken und

Bilder, die an einem gewöhnlichen Tag dort rumflimmern, einmal zu beobachten.

• **Experiment:** Die Gedanken sind frei oder: Wehe, wenn sie losgelassen – **Blick in den Kopf**

Das folgende Experiment können Sie durchführen, wenn Sie sich bewusst machen möchten, wie beschäftigt es in Ihrem Kopf ständig zu- und hergeht. Sie können das allein genauso wie mit einem Gegenüber tun. Setzen Sie sich bequem hin, schliessen Sie die Augen, nehmen Sie ein paar tiefe Atemzüge, und beginnen Sie dann alles auszusprechen, was Sie in Ihrem Kopf entdecken und was Sie gerade spüren.

Das kann vielleicht so tönen: «Ein Auto fährt vorbei, hab ich den Kochherd wirklich ausgeschaltet, meine Füsse sind kalt, Rita hat den Brief so total falsch gelesen, es ist unglaublich, dass man derart interpretiert, statt einfach zuzuhören und nachzufragen, sie will aber gar nicht weiter … schon wieder ein Auto, was für ein Verkehr heute, ob wir morgen eine Wanderung unternehmen sollten, letztes Mal war es so schön, die Aussicht … ich verstehe einfach nicht, warum man einen Brief so anders lesen kann, als er gemeint ist. Sie mit ihrem spirituellen Getue, aber dauernd dabei, andere zu bewerten … ich muss nachher etwas trinken, hab einen ganz trockenen Mund … »

Tun Sie das zehn Minuten lang!

**Reflexion:** Sind es einfach Gedanken, die kommen und gehen, oder hängen Sie etwas Bestimmtem nach? Sind es vorwiegend Gedanken, oder nehmen Sie auch den Körper wahr?

Erweitern Sie das Experiment, und nehmen Sie einmal bewusst wahr, was in Ihrem Kopf vorgeht, während Ihr Körper Sexualität in irgendeiner Form lebt! Oder während Sie massiert werden.

Sind Ihre Gedanken bei der Massierenden, oder folgen Sie mit allen Sinnen der Berührung? Was ist in Ihrem Kopf während des Liebesspiels? Stellen Sie sich etwas Konkretes vor? Eine explizite Szene, eine attraktive Frau, einen leidenschaftlichen Mann? Haben Sie sich schon einmal gefragt, warum Sie das tun? Warum Sie nicht nur ganz bei Ihren Körperwahrnehmungen sein können?

Von Frauen höre ich oft: «Ich stelle mir bewusst etwas Bestimmtes vor, um überhaupt in Stimmung zu kommen.» Von Männern höre ich: «Ich brauche die Stimulanz von geilen Bildern.» Auch das ist etwas, was bereits Jugendlichen eingetrichtert wird: «Fantasien sind normal und gehören dazu.» Auch hier ist es wieder: Nicht das, was erlebt und empfunden wird, ist richtig, sondern das, was vermeintlich erlebt und empfunden werden sollte. Und eben, wenn da nicht gleich Lust ist, behelfen sich Mann wie Frau mit Fantasien.

Finden Sie es nicht seltsam, dass Sie sich in einem Moment, wo Sie mit einem realen Menschen – und sei es mit sich selber – etwas Reales erleben können, etwas vorstellen, was nicht ist? Angenommen, bei Ihnen ist es so, dass Sie und Ihr Partner oder Ihre Partnerin in Fantasien schwelgen, während sich die Körper miteinander beschäftigen, können Sie wirklich wahrnehmen, was körperlich/seelisch im Moment gerade abläuft? Ich denke eher, es ist eine Art Selbstbetrug, und zwar um das, was Sie mit dem Gegenüber oder mit sich selber jetzt gerade erleben könnten.

Eine Klientin schilderte mir, dass sie und ihr Mann ihre sexuellen Betätigungen hie und da auf Video aufzeichnen und sich dann anschliessend sozusagen beim Lieben zuschauen. Sie war erschüttert darüber, als sie in der Aufzeichnung Zärtlichkeiten sah, die sie gar nicht gespürt hatte, von denen sie nicht wusste, dass ihr Partner sie damit verwöhnt hatte. Sie war jeweils derart damit beschäftigt, «gut» zu sein.

Wenn Sie in Ihrem Kopf irgendwo anders weilen, ist es schwierig, genau zu spüren, was Sie jetzt erleben, und dem Gegenüber zu sagen, wie sich eine Berührung anfühlt, ob sie angenehm ist oder nicht, ob Sie noch mehr davon möchten oder nicht. Auch die ganz erschütternden Momente, wo unerwartete heftige Gefühle aufbrechen, die sehr heilsam sein können, oder wo tiefe Freude ausbricht, können so nicht entstehen.

Sie verpassen vielleicht auch den Geruch und die Geräusche und sehen nicht wirklich, wie das Gegenüber im Moment der Hingabe und Zärtlichkeit aussieht, während Sie in Ihrem Kopfkino weilen. Und so trifft die Sexualität nie Ihr ganzes Wesen.

## Kurzgeschichte: *Sinnesreise*

Um ein bisschen klarer zu machen, was ich unter «sinnlich» verstehe, die folgende Kurzgeschichte. Die Form der Kurzgeschichte habe ich gewählt, damit das Gelesene noch über andere Wahrnehmungskanäle einfliessen kann. Sie werden dieser Form noch zwei, drei Mal begegnen.

Sinnlich heisst heute gleich viel wie sexuell oder erotisch. Ich meine damit jedoch die Sinne betreffend. Unsere Sinne sind sozusagen die Schnittstelle zwischen Innenerleben und Aussen. Und sie sind es auch, womit wir zu einem Gegenüber in Kontakt treten. Waren da vielleicht zuerst ein Blick und ein fröhliches Lachen? Oder war es eine Berührung?

---

Die Gäste streifen ihre Schuhe ab und betreten auf blossen Füssen einen Raum mit Stuckaturdecke und hohen Fenstern.

Blumen stehen zu üppigen Sträussen gebunden in grossen

Vasen, und Dutzende von Kerzen verbreiten gedämpft warm flackerndes Licht.
Der Raum ist alsbald erfüllt von Lachen, Gemurmel und Stoffrascheln.

Blumige Düfte ziehen sich flüchtig wie Wolken am Frühlingshimmel zwischen den Gästen hin.

Langsam setzen sie sich auf Kissen in einen Kreis.

Helferinnen und Helfer betreten leise den Raum und verbinden den Gästen die Augen. Dicht an jedem Ohr atmen sie ein paar Mal tief ein und aus. «Entspanne dich und geniesse diesen Ausflug! Einen Ausflug in das Reich der Sinne», begrüsst die Gastgeberin ihre Freundinnen und Freunde. «Du hast nichts anderes zu tun, als tief zu atmen, zu geniessen und zu empfangen. Sei offen für alles, was geschieht!»

Leise Musik. Plötzlich der kräftig frische Duft von Pfefferminze in der Nase. Nach einer Zeit ein geheimnisvoller Geruch nach Orient. Später dann Rosen und Jasmin. Wie Streifen durch einen üppigen Sommerabendblumengarten. Wasserplätschern im Ohr und duftende Sprühnebel im Gesicht. Tiefe, ruhige Atemzüge wie ein Windhauch.

Stille.

Der lang gezogene, schier endlos verklingende Ton einer Klangschale. Feine Glöcklein. Ein tiefer Gongschlag. Umkreisen den Kopf. Hinterlassen zartes Pulsieren im Hirn. Gurrendes Lachen am Ohr. Murmeln.

Stille.

Ruhige Musik. Die Nase erschnuppert Trauben. Prallheit auf den

Lippen, bis sich der Mund langsam öffnet und die Traube einlässt. Süss zerplatzend im Mund.

Ananas. Schokolade. Eis.

Stille.

Schmeichelnde Musik. Zart huscht, wie der Flügelschlag einer Elfe, ein Federhauch über die Wange. Das Fell einer sonnenwarmen Katze am Fussgelenk. Der Hauch eines Seidenschleiers im Nacken. Pinselndes Streichen am Ohr. Ein raues Kratzen in der Handfläche. Die Feder, die sich lockend unter das Gewand stiehlt.

Ein Liebeslied. Langsam ein Körper im Rücken und eine Hand, die sich mit äusserster Behutsamkeit aufs Herz legt. Eine Hand, die Wärme, Zärtlichkeit und Liebe ausstrahlt. Direkt von Herz zu Herz. Plötzlich ein Flüstern: «Du bist schön.» «Du bist schön.» «Ich liebe dich.»

Und immer noch dieser warme, liebevolle Körper, der den Rücken stützt.

Stille.

«Du Schöne, lege nun deine eigene Hand auf dein Herz! Spüre das Pulsieren des Lebens in deiner Brust! Die Kraft. Die Freude. Spüre, wie du dir selber Liebe schenken kannst! Wie du dich annimmst in dieser Liebe», flüstert die Gastgeberin in der Mitte des Kreises.

Ein wunderschönes Liebeslied. Und die Hand auf dem Herzen. Tränen.

Hände, die langsam Hände berühren. Spielerisch, sanft erkunden. Langsam den Arm hoch wandern. Eine Umarmung. Still und innig. Atem, der sich Atem anpasst. Nähe. Dankbarkeit.

Hände, die langsam das Tuch von den Augen nehmen. Blicke, die sich treffen. Zum ersten Mal sehen.

---

## Sein oder spielen?

Viele Menschen brauchen eine Fantasie, um Lust empfinden oder einen Orgasmus erleben zu können. Das hängt damit zusammen, dass sie nicht das zulassen, was im Moment gerade ist, sondern etwas erleben möchten, von dem sie glauben, dass es erstrebenswert ist. Ohne Fantasie käme die Lust vielleicht tatsächlich langsamer oder vielleicht ganz anders als erwartet oder vielleicht auch gar nicht.

Wenn wir in so einem Moment eine Fantasie zu Hilfe nehmen, spielen wir uns selber etwas vor. Sexualität ist dann etwas Gemachtes, und es geht vergessen, dass sie ein Fliessen, gespeist aus der Quelle des Moments, und damit immer wieder voller Überraschungen sein könnte.

Schwer traumatisierte Menschen beispielsweise spalten, vereinfacht gesagt, Seele und Körper voneinander ab. Das ist eine Zeit lang sinnvoll und ein Schutz, um mit einem Trauma überhaupt überleben zu können. Aber warum legt ein Grossteil der Menschen quasi ein Verhalten von Traumatisierung an den Tag, wenn es um Sexualität geht? Könnte es sein, dass wir uns derart vom Wesen der Sexualität entfernt haben, dass daraus eine Art kollektives sexuelles Trauma resultiert? Wovor schützen Sie sich in der Sexualität? Ist das überhaupt notwendig oder einfach zur Gewohnheit geworden?

Wenn ich massiere, erlebe ich es oft, dass das Körperempfinden regelrecht abgespalten ist. Es ist einfach nicht da. Manchmal höre ich nach zwei, drei Massagen: «Heute habe ich zum ersten Mal wirklich Ihre Hände gespürt. Das ist ja ganz neu. Es ist mir zwischendurch gelungen, mit der Aufmerksamkeit den Berührungen zu folgen und nicht immer abzuschweifen.» Das können dann Schlüsselerlebnisse sein, wenn Menschen spüren, wie weit sie sich von ihrem Körper bzw. von den Körperempfindungen und -wahrnehmungen entfernt haben, und dann langsam wieder zu ihnen zurückfinden oder sie erstmals bewusst erleben. Um das zu üben, können Sie hie und da durch Ihren Körper reisen. Das ist einerseits sehr entspannend, andererseits kann es Zugang zum Wahrnehmen und Empfinden schaffen. Denn wie heisst es so schön: «Wenn einer eine Reise tut, hat er nachher viel zu erzählen», oder so ähnlich.

• **Experiment:** Wenn einer eine Reise tut – **Reise durch den Körper**

Legen Sie sich bequem hin, und nehmen Sie einen Moment lang einfach nur wahr, wie Sie sich fühlen und wie Sie daliegen. Atmen Sie tief ein und aus, ohne sich anzustrengen. Und dann beginnen Sie die Reise. Gehen Sie mit Ihrer ganzen Aufmerksamkeit zu Ihren Füssen. Versuchen Sie zu spüren, wie sie sich anfühlen. Sind sie kalt oder warm? Wo liegen sie auf der Unterlage auf? Sind sie entspannt? Spüren sie einen Schmerz?, etc. Reisen Sie so von Körperteil zu Körperteil. Auch zu Ihren Geschlechtsorganen.

**Reflexion:** Wenn Sie jetzt Ihren Körper insgesamt wahrnehmen, spüren Sie einen Unterschied? Wie oft sind Sie während Ihrer Reise gedanklich abgeschweift? Wohin? Gab es Körperstellen, zu denen Sie den Kontakt nicht so einfach herstellen konnten? Haben Sie Gefühle wahrgenommen?

Diese Übung können Sie auch ganz gut vor dem Einschlafen machen. Sie hilft Ihnen, sich zu entspannen und Ihren Körper und seine Befindlichkeit besser wahrzunehmen. Wichtige Voraussetzungen, um Ihre ureigene Sexualität zu entdecken und zu leben.

Im Alltag haben fast alle Menschen sexuelle Fantasien. Es ist wichtig, diese wahrzunehmen und darüber zu reden, weil sie sonst quälend und besetzend werden oder eben in Momenten der sexuellen Betätigung dazwischenfunken können. Das gemeinsame Ausprobieren solcher Fantasien kann eine lustvolle Spielerei sein. Aber auch dann gilt: Mit offenen Sinnen im Moment zu sein, um zu spüren, ob es wirklich so toll ist wie in der Fantasie und ob es wirklich nährt und befriedigt.

## Sexualität ist individuell

Fantasien und Bilder haben oft auch zur Folge, dass das, was erlebt und empfunden oder eben nicht erlebt wird, als nicht richtig abgetan wird, man will anders sein und empfinden. Die häufigste Frage, die ich zu hören bekomme, ist dann bezeichnenderweise diese: «Ist es normal, dass ich ...?», «Ist es normal, wenn ich ...?».

Was wäre, wenn Sie tatsächlich der einzige Mann, die einzige Frau auf der Welt wären, die so und so empfinden? Damit lägen Sie dann wohl tatsächlich nicht in der Norm, aber müssen Sie das denn überhaupt?

Es kommt immer wieder vor, dass sich Männer oder Frauen darüber beklagen, dass sie selber oder ihr Partner oder ihre Partnerin sexuell nicht so empfinden oder nicht in dem Masse interessiert sind, wie sie das eigentlich sollten. Wenn ich nachfrage, werde ich dann genau mit diesen vergleichenden Bildern konfrontiert.

Vielleicht ist es ganz einfach an der Zeit, Ihre Bilder zu hinterfragen. Zum Beispiel: Wie benimmt sich eine entspannte, lustvolle Frau, oder wie sieht Hingabe aus? Solange Sie eigene Bilder bestätigt sehen wollen, verpassen Sie die Hingabe, zu der Ihre Partnerin oder Ihr Partner jetzt fähig ist. Wirkliche Hingabe kommt aus tiefstem Inneren und ist ein Geschenk, das nicht eingefordert werden kann. Oder was ist ein richtiger Mann? Solange das für Sie als Frau wie auch als Mann unterschwellig heisst, dass er jederzeit eine Erektion haben und als Mann auch zügig und zielstrebig voranpirschen und sowieso wissen muss, was frau braucht, gehen seine feinen, sinnlichen Seiten unter.

Sexualität bzw. sexuelles Erleben und Empfinden ist individuell und lässt sich nicht in normierte Bilder und Vorstellungen pressen. Und vor allem: Das, was Sie persönlich empfinden oder eben auch nicht empfinden, ist genau das Richtige! Es ist Ihr Ureigenes oder die Sprache Ihrer Seele, die Ihnen über Ihren Körper etwas mitteilen möchte. Weil sexuelles Verhalten nicht einfach gegeben ist, sondern man es sich meist über die Jahre hinweg angeeignet hat, haben Sie es in der Hand umzulernen, wenn Sie Ihre Sexualität oder Bereiche davon als nicht nährend und befriedigend erleben.

# Kapitel 2
# Selbstliebe

## Selbstberührung ohne sexuelle Absicht

Wenn es darum geht, Ihrer ureigenen Sexualität auf die Spur zu kommen, macht es Sinn, sie zuerst einmal allein zu entdecken und zu zelebrieren. Damit meine ich Körperempfindungen und -reaktionen. Ich meine damit nicht in erster Linie Selbstbefriedigung, denn die peilt ja ein Ziel an, nämlich die genitale Befriedigung in Form eines Orgasmus. Aber wenn ein Ziel angepeilt wird, geht vieles unter, was unterwegs auch noch geschehen könnte. Es ist ein Unterschied, ob Sie im Schnellzug unterwegs sind oder gemütlich mit dem Fahrrad über Land pedalen. Vielleicht verweilen Sie an einem sonnenbeschienenen Waldrand oder entdecken einen friedlichen Gasthof, und es wird gar nicht mehr so wichtig sein, ob und wann Sie am ursprünglichen Ziel ankommen. So ist es auch in der Sexualität.

Darum rede ich vorerst einmal von Selbstliebe statt von Selbstbefriedigung. Ich meine damit jedoch nicht die psychoanalytische Bezeichnung des Verliebtseins in sich selber, sondern meine damit, dass man sich selber als ganzes Wesen wahrnimmt und annimmt, einschliesslich Sexualität.

Selbstliebe – dieses Wort verleitet mich dazu, gerade mit einem Fest einzusteigen. Damit, jetzt etwas zu feiern. Wenn Sie mögen, werden Sie sich selber feiern. Ihren wunderschönen Körper kosen. Ihre Empfindungen würdigen. Eine Selbstverwöhnung!

Es wird Ihnen gerade etwas schwer ums Herz bei diesem Gedanken? Sie haben Bedenken? Nehmen Sie ein paar tiefe Atemzüge. Schliessen Sie die Augen, und malen Sie sich in den herrlichsten Farben aus, dass Sie heute Abend einen Geliebten, eine Geliebte zum ersten Mal bei sich zu Hause empfangen werden. Stellen Sie sich vor, was Sie für Vorbereitungen treffen, wie Sie Ihren Körper pflegen, was Sie anziehen, vielleicht beziehen Sie das Bett frisch, räumen auf, stellen Häppchen bereit, sorgen für ein schönes Ambiente usw.

Aber jetzt Schluss mit Fantasien, öffnen Sie die Augen und lassen dieses Bild wieder ziehen, denn Sie werden sich selber empfangen! Und zwar genauso, wie wenn Sie Ihren Geliebten oder Ihre Geliebte empfangen würden. Sie werden diese Vorbereitungen treffen, um sich selber gebührend zu würdigen. Wenn Sie vielbeschäftigt sind, tragen Sie dieses Treffen in Ihren Kalender ein. Es ist ein wichtiges Date.

Wenn Sie mit Partner oder Partnerin leben oder mit Kindern, nehmen Sie sich diese Zeit für sich selber heraus. Reservieren Sie ein Zimmer für sich und sorgen Sie dafür, dass Sie ungestört bleiben. Es ist eine Frage von Respekt, dass die Familienmitglieder das achten und ermöglichen.

Da nur wenige Menschen als Kind in aller Unschuld und Freiheit mit dem eigenen Körper experimentieren durften, ist es wichtig, dass diese «ersten Schritte der Sexualität» sozusagen nachgeholt werden. Das ist eine wichtige Voraussetzung zum Entwickeln des ureigenen Sexualverhaltens und -erlebens.

• **Experiment:** Feste feiern, wie sie fallen – **Feier mit sich selber**

Nun, der grosse Moment ist da. Vielleicht haben Sie ein bisschen Herzklopfen? Sie betreten Ihren Raum. Vielleicht haben Sie Musik vorbereitet, Kerzen, Blumen oder einen Duft? Sie setzen oder legen sich hin, tun ein paar tiefe Atemzüge. Sie brauchen sich nicht auszuziehen, aber Sie werden sich jetzt berühren, wie wenn Sie sich noch nie berührt hätten. Vielleicht Ihr Gesicht oder die Hände, ganz zart und vorsichtig mit den Fingerspitzen oder mit der ganzen Hand. Sie verfolgen mit allen Sinnen diese Berührungen, versuchen wahrzunehmen, wie sie sich anfühlen. Hören Sie das Gleiten auf Haut oder Stoff? Sie beobachten, ob Gedanken dazwischenkommen oder ob Sie ganz präsent bei sich und den Berührungen bleiben. Holen Sie sich immer wieder zurück, falls Sie abschweifen! Es ist auch nicht sinnvoll, sich jetzt einen Geliebten oder eine Geliebte vorzustellen oder in Fantasien zu schwelgen. Jetzt geht es nur um Sie. Zurückholen können Sie sich mit einem tiefen Atemzug und mit ganz bewusstem Berühren und Wahrnehmen.

Gehen Sie weiter zum Körper. Spüren Sie, wie diese lang gezogenen Striche Ihren Körper schön werden lassen? Tun Sie das immer wieder, und geniessen Sie diese Schönheit. Ihre Schönheit. Spüren Sie Ihre Konturen? Die Temperatur? Den Stoff der Kleidung? Wenn eine Berührung nicht ganz so angenehm ist oder Sie Körperstellen streicheln, die Sie nicht mögen, verweilen Sie dort, und schenken Sie gerade diesen Partien Ihre liebevolle Aufmerksamkeit. Vielleicht ziehen Sie sich dann langsam aus oder auch nicht. Berühren irgendwann auch Ihr Geschlecht oder auch nicht. Sie berühren sich genau so, wie es Ihnen jetzt gerade möglich ist.

Versuchen Sie zwischendurch auch herauszuspüren, wo mehr Empfindungen sind: in der berührten Körperstelle oder in der Hand, die berührt? Das ist gar nicht so einfach. Oder spüren Sie am linken Arm mehr als am rechten?

Denken Sie immer wieder daran, es sind Berührungen ohne Ziel. Sie sind nur Forscher oder Forscherin in eigener Sache. Sie müssen nichts Bestimmtes empfinden, weder Lust noch Freude. Vielleicht werden Sie sogar eher traurig oder ungeduldig. Oder vielleicht spüren Sie auch gar nichts. Versuchen Sie das einfach wahrzunehmen, und halten Sie es ein bisschen aus.

Lassen Sie dann Ihr Treffen mit sich selber langsam ausklingen, legen eine Hand auf Ihre Brust und verweilen noch einen Moment.

**Reflexion:** Wie fühlen Sie sich? Fehlt Ihnen etwas? Waren Gedanken da? Sind Fantasien aufgetaucht? Wie haben Sie Ihren Körper wahrgenommen? Sind Sie in einen gewohnten Ablauf reingerutscht? Ist es Ihnen schwergefallen, sich diese Zeit für sich selber herauszunehmen und vielleicht sogar vor der Familie zu verteidigen? Können Sie sich vorstellen, in dieser Art weiterzuforschen und sich hie und da mit dieser Wertschätzung zu begegnen?

## Widerstände

Wenn ich in der Praxis dieses Experiment vorschlage, werde ich gelegentlich mit Widerständen konfrontiert: «Wozu soll das gut sein, das ist doch langweilig allein, was ist, wenn ich einfach geil werde? Ich kann mich nur zur Befriedigung berühren, ich kann mich überhaupt nicht berühren, meine Woche ist voll, ich hab keine Zeit für so was, wozu etwas aushalten, was mich langweilt?», bekomme ich etwa zu hören.

Die Zeit kann tatsächlich für viele ein Problem sein. Wenn dieses Treffen mit sich selber für Sie jedoch wichtig ist, werden Sie auf jeden Fall auch Zeit dafür finden. Tragen Sie es genauso in Ihren Kalender ein wie andere wichtige Termine auch. Und was wäre, wenn Sie dafür auf einen mittelmässigen Fernsehfilm verzichten müssten?

Und wenn Sie dabei Langeweile empfinden? Was wäre, wenn Sie diese Langeweile hie und da einfach aushalten würden? Es wird auch nicht der einzige oder letzte langweilige Moment in Ihrem Leben sein. Also, was haben Sie dabei zu verlieren?

Wie gesagt, dieses Experiment ist insofern wichtig, als die wenigsten Menschen in ihrer Kindheit und Jugend ihren Körper frei erkundet haben. Die meisten Menschen haben diesen Schritt ausgelassen und haben ihr Sexualleben gleich mit einer Form der Partnersexualität gestartet oder haben nur die zielgerichtete Selbstbefriedigung kennengelernt.

Dieses Selbstverwöhnungsfest hat keinen bestimmten Ablauf, und wie Sie sich berühren, was Sie empfinden usw., das ist offen. Wenn Sie Lust bekommen, feiern Sie Ihre Lust, und wenn Sie keine Lust empfinden, feiern Sie Ihre Unlust. Es geht in erster Linie einfach darum, wahrzunehmen und zu achten und in diesem Sinne auch zu feiern, was da ist oder eben auch nicht da ist. Jetzt gerade in diesem Moment. Und dass Sie das auch gelegentlich für sich alleine tun, kann es einfacher machen, für einmal nur zu spüren, was es zu spüren gibt. In der Paarsexualität spielen ja oft ganz andere Mechanismen mit. Beispielsweise Bilder oder Vorstellungen, wie ein Mann oder eine Frau sich sexuell verhalten muss, um «gut» zu sein, der Druck, gefallen zu wollen, genügen zu müssen, Erwartungen erfüllen zu müssen usw., all das verunmöglicht ein genaues Hinhören und damit auch, Ihrem ganz persönlichen Erleben und Empfinden zu begegnen.

Ich rede hier auch nicht davon, Schmerz aushalten zu müssen oder Gewalt oder andere Berührung in diese Richtung. Ich rede von liebevoller Selbstberührung, die trotzdem als unangenehm, langweilig oder mit Unbehagen empfunden werden kann. Ich gehe davon aus, dass ein heiler Mensch liebevolle Berührung des ganzen Körpers mag und geniessen kann. Und so denke ich, dass es sich lohnen kann, Unbehagen oder Langeweile ein bisschen auszuhalten und für ein Mal genauer hinzuspüren, statt wie gewohnt auszuweichen oder abzublocken, wenn etwas nicht angenehm ist. Denn der Körper hat Ihnen dazu mit Bestimmtheit etwas zu sagen.

Als Beispiel: Viele Frauen haben keine Empfindung, wenn ihre Brüste berührt werden. Aus irgendeinem Grund glauben sie jedoch, etwas Bestimmtes empfinden zu müssen, und so weichen sie lieber aus oder ziehen sich innerlich zurück, als sich eine Blösse zu geben.

Oder sie finden die Berührung unangenehm, weil sie traurig macht. Oder vielleicht hält sie allfällige Lustgefühle nicht aus, weil sie sich so nicht zeigen kann. Oder es ist eine Abwehr da, weil sie ihre Brüste nicht schön findet. Oder sie mag die knetende und quetschende Art der Berührung nicht, die sie in der Regel bekommt, sagt aber nichts, weil sie denkt, sie müsste das eigentlich mögen, denn in den Filmen wird das ja genau so gezeigt.

Das alles hat einen Hintergrund, eine Geschichte. Dem kann in Psychotherapie-Sitzungen auf den Grund gegangen werden. Dagegen ist nicht viel einzuwenden. Nur, allzu oft werden diese Erkenntnisse nicht in den Alltag und in den Körper transferiert, sondern dienen dazu, lebenslänglich in einer Art Schonhaltung zu verharren. Je nach Begebenheit mag das manchmal sogar eine Zeit lang sinnvoll sein, damit man beispielsweise mit traumatischen Erlebnissen überhaupt leben kann. Aber irgendwann ist dann ganz einfach die Zeit da, um weiterzugehen, um sich zu befreien. Und diesen Zeitpunkt wählen Sie. Dafür müssen Sie sich ganz klar entscheiden.

## Neue, absichtslose Erfahrungen

Da Sexualität ja über den Körper erlebt wird, plädiere ich dafür, schlicht und einfach auf der Körperebene neue und gute Erfahrungen zu machen – und das, was der Geist mit seinen Argumenten, Glaubenssätzen, Analysen, Wertungen, Interpretationen usw. dahersäuselt, einfach einmal zu ignorieren – und das, was Sie vielleicht aufgrund von unschönen Erfahrungen vermieden haben, neu und gut zu erlernen, im Bewusstsein, dass das Alte längst vergangen und heute ein neuer Tag mit neuen Möglichkeiten ist, wo Sie selber bestimmen.

Ich gehe davon aus, dass alles, was wir je erlebt haben, sowohl im Hirn wie auch im Körper gespeichert ist. Hirnforschende haben entdeckt, dass diese Speicherungen sozusagen umprogrammiert werden können. Gerald Hüther z. B. beschreibt das vereinfacht gesagt wie ein Wegenetz. Viel begangene Wege sind gut sichtbar, nicht mehr begangene Wege wachsen irgendwann zu. Die Art und Weise der in unserem Gehirn angelegten Verschaltungen zwischen den Nervenzellen, die unser Denken, Fühlen und Handeln bestimmen, ist abhängig davon, wie wir diese Verschaltungen nutzen, also was wir immer wieder denken oder wie wir uns in bestimmten Situationen immer wieder verhalten. Der viel begangene Weg ist in diesem Beispiel das Ausweichen oder Abwehren bei Berührung der Brüste. Wenn die Frau nun beginnt, langsam neue und gute Erfahrungen zu machen, bildet sich eine Art neuer Weg, so wie ein Trampelpfad. Und je öfter sie sich auf diesem Trampelpfad bewegt, desto deutlicher wird er. Er wird breiter und komfortabler. Und weil sie nun einen neuen Weg angelegt hat, wird sie wahrscheinlich immer seltener auf dem alten unterwegs sein, so dass der mit der Zeit verkümmert. Im Gehirn ist eine neue Verschaltung entstanden, eine alte verkümmert. Zu wissen, dass sich neue Erfahrungen auch im Hirn abzeichnen und alte Muster sozusagen verkümmern können, finde ich äusserst ermutigend.

Das kann gelingen, wenn die Frau, um bei diesem Beispiel zu bleiben, etwas verändern möchte und wenn sie lernt, wirklich Verantwortung für sich selber zu übernehmen. Das tut sie nicht, solange sie den Berührungen ausweicht, statt sich den Gefühlen, dem Schmerz, der Angst oder was auch immer die auslösen, zu stellen. Solange sie ausweicht, bleibt sie die Gefangene ihrer negativen Erlebnisse oder Glaubenssätze und schiebt die

Verantwortung ab. Es spielt auch gar keine Rolle, ob sie die genaue Ursache ihrer Abwehr nun kennt oder nicht. Aber wenn sie den bewussten Entscheid fällt, etwas Neues zu lernen, nimmt sie das Heft in die Hand und schreibt ihre Geschichte selbständig weiter und baut damit ihren eigenen Weg.

Berührung oder Selbstberührung ohne Ziel kann sehr heilsam sein. Und ich betone die Absichtslosigkeit. Denn nur so wird diese Frau alle Zeit der Welt haben, um herauszufinden, was sie überhaupt spürt und wahrnimmt, anstatt etwas Bestimmtes wahrnehmen oder vermeiden zu wollen. Mit der Zeit wird sie auch herausfinden, welche Art der Berührung sie mag. Sie wird vielleicht herausfinden, dass sie ganz lange und ganz sanft berührt werden möchte, damit sie sich entspannen und es irgendwann so richtig geniessen kann. Oft lege ich einer Frau, nachdem ich sie um Erlaubnis gefragt habe, bei der Massage einfach nur meine Hände ganz sanft auf ihre Brüste und atme mit ihr. Es ist sehr berührend, was sich dabei plötzlich für Bilder, Gefühle oder Empfindungen lösen können.

Ich habe eine 50-jährige Frau in diese Richtung begleitet. Sie hat in ihrer Jugend sexuelle Übergriffe erlebt, die sie jedoch als «längst abgehakt» bezeichnete, war sexuell aktiv mit dauernd wechselnden Partnern, hatte jedoch kaum körperliche Empfindungen und erlebte auch keine Befriedigung dabei. Wenn sie versuchte, sich selber zu befriedigen, gab sie nach ein paar Minuten entnervt auf, weil sie nichts spürte und es sie wütend machte. Von mir wollte sie eine sinnliche Massage des ganzen Körpers, inklusive des Intimbereiches, in der Erwartung, dass sie dann endlich einen Orgasmus erleben werde.

Ich hatte jedoch das Gefühl, dass es vorerst um anderes ging, um das Wahrnehmen und Wahren ihrer eigenen Grenzen beispielsweise, und teilte ihr das mit und auch, dass ich ihr auch nicht einfach einen Orgasmus «machen» könne. So gingen wir mit ihrem Einverständnis ganz langsam vor. Ich verlangte von ihr jedes Mal, dass sie sehr genau darauf achtete, ob sie sich für die

Massage überhaupt ausziehen wollte, wie und wo ich sie berühren durfte, und ich wollte, dass sie mir jeweils ganz explizit eine Erlaubnis dafür gab. Diese Auseinandersetzung brachte immer wieder altbekannte Mechanismen zu Tage. Sie wurde ungeduldig, wenn sie nichts spürte, wollte, dass ich endlich vorwärtsmache, versuchte immer wieder Empfinden und Lust zu spielen, mit dem Resultat, dass sie genauso frustriert war wie nach einem sexuellen Zusammensein mit einem Mann. Indem ich sie immer wieder auf ihr Muster aufmerksam machte und nicht darauf einstieg, konnte sie sich mit der Zeit auf das einlassen, was gerade war.

Manchmal brach dann während der Massage plötzlich eine grosse Trauer hervor, manchmal plötzlich Freude, aber keine körperlichen Empfindungen. Nachdem ich dann zum ersten Mal auch ihren Intimbereich berührt hatte, bedankte sie sich dafür, dass sie hier in Ruhe nichts spüren dürfe und dass sie sich weder winden noch in Stöhnen ausbrechen müsse, wie sie das immer tue, wenn sie von einem Liebhaber berührt werde. Sie dürfe sozusagen endlich einmal nackt sein. Mit der Zeit kamen dann auch körperliche Empfindungen zurück, und zu Hause gelang es ihr, sich zunehmend mit Freude selber zu berühren.

Die Absichtslosigkeit der Berührung gab ihr den Raum, dass sich ihre Empfindungen langsam ausbreiten durften.

Wenn immer Druck da ist, etwas Bestimmtes spüren zu müssen, kann sich eine Empfindung nicht entfalten, weil Körper und Seele angespannt sind. Aber wo Anspannung ist, kann nichts wirklich fliessen. Da kann bestenfalls etwas tröpfeln.

Oder das Beispiel eines Mannes Mitte fünfzig. Er suchte mich auf, weil er grosse Mühe damit hatte, körperliche Nähe zuzulassen, und wollte das mit mir üben. Zu Beginn habe ich die Mutterrolle eingenommen und gab dem kleinen Jungen die Möglichkeit, sich das zu holen, was er immer schon an Nähe gebraucht hätte. Ich habe ihm in meinem Rahmen meinen Körper zur Verfügung gestellt. Der Mann konnte sich an mich anlehnen, ankuscheln, meine Hand nehmen und sie sich auf den Rücken legen usw., so wie er den Impuls dazu verspürte. Nicht ich tat etwas, sondern er übernahm die Verantwortung für seine Bedürfnisse. Meine Aufgabe war es, präsent zu sein – bei mir genauso wie bei ihm – entspannt und sehr wachsam zu sein, ruhig zu atmen und den Bedürfnissen dieses Kindes liebevoll zu begegnen. Dieses «Nachnähren» des inneren bedürftigen Jungen hat ihn zunehmend sicherer gemacht, und mit der Zeit war sein Verhalten nicht mehr kindlich, sondern erwachsen, es war nicht mehr das kindliche Einkuscheln, sondern vielleicht noch ein kurzes Anlehnen, das er sich holte. Nach einer Phase der Massagen, wo er der Hingabe an Berührung auf die Spur kommen konnte, gingen wir wieder mehr ans Üben, denn er hatte festgestellt, dass er bei Begegnungen mit Frauen beim kleinsten Hauch einer auch nur zufälligen Berührung beinahe erstarrte.

Diesmal war ich nicht mehr Mutter, sondern einfach Gegenüber. Wir probierten verschiedene Arten der Umarmung aus, und er musste jeweils formulieren, was er wahrnimmt, was für Gedanken und Gefühle da sind, wie es ihm geht, wie sein Herz und sein Penis darauf reagieren. Einerseits konnte er so erfahren, dass er körperliche Nähe eigentlich als sehr wohltuend und schön empfindet, und er konnte dem, was ihn bis anhin daran gehindert hatte, ganz konkret auf die Schliche kommen.

Ich bin überzeugt davon, dass auch diese Erfahrungsschritte nur in der Absichtslosigkeit der Berührung möglich waren.

## Selbststimulierung/Selbstbefriedigung

Nebst der ziellosen Selbstverwöhnung haben natürlich auch die Selbststimulierung und -befriedigung ihren Platz im Sexualleben von Frauen und Männern. Aber irgendwie liegt dieses Thema auch heute noch immer quer in der Landschaft und sorgt noch immer für Schuldgefühle und Unsicherheiten. Also schauen wir auch hier ein bisschen genauer hin. Die beiden Wörter «Masturbation» und «Onanie», die für die Selbstbefriedigung hauptsächlich verwendet werden, sagen schon einiges über das allgemeine Verhältnis zur Selbstbefriedigung aus.

Das Wort «Masturbation» leitet sich vom lateinischen Verb «masturbare» ab. Manus: Hand, stupare: besudeln oder turbare: stören. Also ungefähr «besudelte Hände». Also nicht gerade ein ermunterndes Wort für die Sexualität mit sich selber. Dieser Ausdruck ist auch für die gegenseitige Stimulierung und Befriedigung mit den Händen gebräuchlich.

«Onanie» geht auf die alttestamentarische Geschichte des Onan zurück, der den damaligen Gepflogenheiten entsprechend die kinderlose Witwe seines Bruders schwängern sollte. Er vollzog wohl den Beischlaf, liess jedoch seinen Samen zur Erde fallen, wo er verdarb. Gott strafte ihn für sein unsoziales Verhalten und tötete ihn. Mit Selbstbefriedigung hat der Ausdruck Onanie also eigentlich nichts zu tun. Aber daraus abgeleitet wird das «Samenverderbenlassen» in kirchlichen Kreisen als Sünde betrachtet.

Selbstbefriedigung galt vor allem im 18. und 19. Jahrhundert als krankhaftes, unmoralisches, abartiges Verhalten, gegen das fanatisch vorgegangen wurde. Das ging so weit, dass Jugendlichen nachts die Hände über der Bettdecke fixiert wurden. Ausserdem drohte man ihnen mit Erkrankungen, von Schwindsucht über Schwachsinn bis hin zu Blindheit. Noch in den fünfziger Jahren des 20. Jahrhunderts haben Ärzte die Masturbation als Problem thematisiert und Eltern auf die möglichen Symptome hingewiesen: Erschöpfung, Alpträume, Stimmungsschwankungen, unnatürliche Direktheit, Appetitstörung, Freude an Obszönitäten und perverser Sprache usw. Bei so viel Drohung und Aufruhr wundert es nicht, dass trotz Aufklärung in Bezug auf die Selbstbefriedigung noch immer Unsicherheiten, Scham oder Ängste bestehen.

Die heutige Psychologie und Sexualwissenschaft betrachten Selbstbefriedigung und das Bedürfnis danach als sinnvolle Äusserung eines gesunden Sexualempfindens. Erst wenn das Masturbieren zwanghaft zum zentralen Lebensmittelpunkt wird, kann es ein Hinweis auf unbewältigte psychisch/sexuelle Themen sein. Die Sexualität mit sich selber ist Privatsache und geht weder Eltern noch Partnerin oder Partner etwas an. Selbstbefriedigung ist mehr als eine «Notlösung» in partnerschaftslosen Zeiten oder jugendliches Dampfablassen. Sie ist eine eigenständige Form der Sexualität, die auch von sexuell zufriedenen Frauen und Männern, die in einer Beziehung leben, praktiziert wird. Jugendlichen und Erwachsenen dient sie dazu, den Körper und die sexuellen Gefühle, Empfindungen und Reaktionen zu entdecken. Paaren kann sie helfen, einander zu zeigen, wie sie gerne berührt werden.

Selbstbefriedigung kann liebevoll den ganzen Körper mit einbeziehen, wie im Abschnitt «Ziellose Selbstberührung» beschrieben, und muss keineswegs auch zum Orgasmus führen, oder sie kann der schnellen, direkten Triebbefriedigung dienen. Ich schlage vor, Selbstbefriedigung gelegentlich mit dem ziellosen Selbstberühren zu verbinden. Dazu können Sie, wenn Sie mögen, auch ein Massageöl oder eine fein duftende Körpercreme und für die Genitalien ein Gleitmittel benutzen. Es ist wichtig, dass Sie sich hie und da Zeit nehmen, um so richtig in die Genitalien hineinzuspüren. Durch das übliche Reiben bei der Selbstbefriedigung und das oft derbe Stossen beim Geschlechtsverkehr geht sehr viel von der ursprünglichen Empfindsamkeit der Genitalien ganz einfach verloren. Wenn Sie sich, ohne ein bestimmtes Ziel erreichen zu wollen, berühren und es so richtig auskosten, irgendwann auch in der Erregung entspannter zu sein, kann sich Ihnen mit der Zeit ein neues Körpergefühl und ein grösseres Potenzial Ihrer Lust offenbaren. Dieser gelassenere Umgang mit dem Körper und mit der Lust ist letztlich nachhaltig entspannender als schnelle Selbstbefriedigung mit dem Ziel Entspannung.

In diesem Zusammenhang stellt sich auch die Frage nach Hilfsmitteln. Manche Frauen richten sich einen regelrechten Altar ein mit ihren Dildos und Vibratoren. Männer-Hilfsmittel lagern eher im Versteckten.

Wenn Sie als Frau wissen, welche Stimulation Sie brauchen, um einen Orgasmus auszulösen, können Sie gut Hilfsmittel einsetzen. Von Duschbrause über Zahnbürste bis zur Karotte wird alles Mögliche und Unmögliche benutzt. Achten Sie darauf, dass Sie sich nicht verletzen und dass die Gegenstände gut abwaschbar sind. Dann gibt's natürlich die Toys aus dem Laden.

Um das richtige Spielzeug zu finden, ist es von Vorteil, den Körper und die sexuellen Bedürfnisse etwas zu kennen. Ein Vibrator vibriert, ist in der Regel batteriebetrieben und wird äusserlich, also für die Klitorisstimulation, benutzt. Dildos hingegen vibrieren nicht und sind für die Stimulation in der Vagina gedacht. Mit einem Dildo können geschlechtsverkehrsähnliche Bewegungen ausgeübt oder es kann ganz gezielt das Prostataschwellgewebe, die G-Zone, massiert werden. Für Zweiteres wählt frau am besten einen Dildo, der hart und gebogen ist. Dann gibt es auch Teile, die G-Zone und Klitoris gleichzeitig stimulieren.

Sehr viele Frauen mögen keine direkte Stimulation der Klitoris. Das kann die Wahl eines Vibrators beeinflussen. Muss er weich oder hart sein, soll er stark oder nur ganz leicht vibrieren, wo genau möchte ich Vibration? Reicht es, äusserlich gekitzelt zu sein, möchte ich einfach etwas in der Vagina haben, oder möchte ich auch Bewegung? Machen Sie sich selber auf die Suche nach Ihren erogenen Genitalzonen. Für das Erkunden des Intimbereichs nehmen Sie ein Gleitmittel. Denken Sie noch gar nicht an den Orgasmus, sondern spüren Sie nur, wie sich die Berührungen anfühlen, was Sie besonders mögen, und geben Sie sich das auch.

Ob Sie letztlich zu Dildo, Vibrator und Co greifen, ist Geschmackssache. Spüren Sie ganz einfach, was Ihnen liegt und wie Sie sich genährt und befriedigt fühlen.

Wenn wir uns im ersten Kapitel gefragt haben, warum wir eigentlich genitale Paar-Sexualität leben, können wir uns hier die Frage stellen: Warum machen wir Selbstbefriedigung oder Selbststimulierung?

Ein 23-jähriger Mann fragte mich, ob es denn normal sei, dass er fast jeden Abend Selbstbefriedigung mache? Er könne sich irgendwie besser entspannen und einschlafen, aber wirklich befriedigend sei es meist nicht.

Wenn auch Sie Selbstbefriedigung nicht als wirklich befriedigend erleben oder – bei diesem Beispiel bleibend – über das «fast jeden Abend» beunruhigt sind, kann es sinnvoll sein, sich die Frage nach dem Warum zu stellen. Tun Sie es, weil Sie so richtig Lust haben und auch Freude daran, Ihren Körper zu berühren? Oder ist es eher eine Art Ersatzhandlung, um entspannen und einschlafen zu können? Wenn es meistens das Zweite ist, macht es mehr Sinn, wenn Sie sich fragen, warum Sie derart angespannt sind, dass Sie nicht gut einschlafen können. Gibt es Belastendes, und wie können Sie das allenfalls ändern? Beachten Sie auch, dass Sie beim herkömmlichen Orgasmus ja zuerst jede Menge Spannung aufbauen müssen, damit Sie dann nachher entladen können. Ein Mann ist ja, bei genauem Hinschauen, nach der Ejakulation oft eher erschöpft als wirklich entspannt und schläft somit aus Erschöpfung ein und nicht, weil er entspannt ist. Zur Entspannung gäbe es effektivere Methoden als eine Ejakulation. Beispielsweise die Körperreise aus dem ersten Kapitel.

Sehr oft wird also auch die Sexualität mit sich selber als Ersatz für allerhand anderes missbraucht. Es ginge darum, auch die Sexualität mit sich selber so bewusst und freudig wie möglich zu leben. Natürlich ist gegen gelegentliches Masturbieren als Einschlafhilfe oder zum Stressabbau nichts einzuwenden. Ich persönlich finde es jedoch schade, die Sexualität nur dafür zu benutzen, weil sie sich so mit der Zeit abnutzt und unbefriedigend wird, eben weil sie viel mehr sein könnte als eine blosse Entspannungstechnik.

Ich habe schon mehrmals Männer erlebt, die sich aufgrund von Missbrauchserfahrungen oder krassen Masturbationsverboten in der Kindheit nicht selber berühren können. Sie erwarten die Befriedigung von der Partnerin, was in einem Fall zu regelmässigen Konflikten führte. «Ich habe mich noch nie selber berührt. Da ist Ekel. Ich war auch noch nie bei einem Arzt, immer nur bei Ärztinnen. Ich kann mich von einem Mann nicht anfassen lassen. Meine Frau soll das tun, ich lade sie ja extra schön zum Essen ein, da ist es doch nicht zu viel verlangt, dass sie mich dann befriedigt, wenn es notwendig ist», schilderte ein gut Fünfzigjähriger in der Beratung seine Erwartungen. Seine Frau war nach ein paar Jahren jedoch nicht mehr bereit, diese Erwartungen weiterhin zu erfüllen.

So ging es zuerst einmal darum, mit dem Mann die Erwartungen und Vorstellungen über die Zuständigkeit seiner sexuellen Befriedigung zu hinterfragen. In einer späteren Phase habe ich ihn dann bei seinen ersten Selbstberührungen begleitet. In der Rolle einer guten Mutterfigur konnte ich ihn darin bekräftigen, dass er seinen Penis berühren darf, dass es ganz richtig ist, dass Knaben und Männer einen Penis haben usw. Ich konnte ihn ermutigen, seinen Ekel auszuhalten und hinspüren zu lernen, woher der kommt. Irgendwann realisierte er, dass das eigentlich uralte Geschichten sind und dieses Vermeidungsverhalten heute gar nicht mehr notwendig ist. Er konnte sich mit der Zeit Schrittchen für Schrittchen weiter vorwagen und dann auch zu Hause experimentieren. Die Tendenz, seine Befriedigung auf die Frau abzuschieben, ist noch da, aber zunehmend übernimmt er selber die Verantwortung dafür, was es der Frau auch wieder ermöglicht hat, sich ihm zuzuwenden.
Ich mache immer wieder die Erfahrung, dass das Hinterfragen und das Umlernen leichter fällt, wenn Menschen in einem ganz

klaren, aber direkten körperlichen Setting dabei unterstützt und begleitet werden. Mit diesem Boden können die nächsten Schritte allein unternehmen werden.

Aber wir sind ja noch bei der Selbstbefriedigung. In diesem Zusammenhang tauchen noch hie und da Bedenken gesundheitlicher Art auf. «Gibt es Augenringe vom Masturbieren?», «Schwächt es das Herz?», «Greift es die Nerven an?». Wenn wir davon ausgehen, dass nebst dem Klerus hauptsächlich Ärzte gegen das «Übel der Masturbation» ins Feld zogen und vor allem medizinische Argumente aufführten, so wundert es nicht, dass versteckte oder offene Befürchtungen noch immer in den Köpfen herumschwirren. Es ist ja erst gute sechzig Jahre her, dass in Arztpraxen noch auf die vermeintlichen Auswirkungen hingewiesen wurde. Es wurden also noch etwa zwei heute lebende Generationen direkt damit konfrontiert. Es gibt von ärztlicher Seite her keine Bedenken gesundheitlicher Art, wenn Sie sich selber befriedigen. Bis sich nun aber Vorurteile, die sich über Jahrhunderte in Köpfen festsetzen konnten, wieder auflösen, braucht es seine Zeit. Und auch heute gibt es ja noch Kreise, welche die körperliche Selbstliebe lieber als Sünde denn als Feier des eigenen Körpers mit all seinen Facetten – zu denen eben auch Lustempfinden gehört – sehen wollen. Und so wird es leider noch etwas dauern, bis sich die Menschen von ganzem Herzen auch an sich selber und an ihrem eigenen schönen Körper erfreuen dürfen.

## Orgasmus

Wenn wir von Selbststimulierung und Selbstbefriedigung reden, tauchen unweigerlich auch Fragen zum Thema Orgasmus auf. Auch hier möchte ich ein bisschen ausholen. Vor gut 50 Jahren begannen die beiden Sexualforscher William Masters und Virginia Johnson mit der direkten Beobachtung der sexuellen Reaktionen des Menschen. Freiwillige wurden während verschiedener sexueller Handlungen im Labor beobachtet und ihre Reaktionen gemessen und aufgezeichnet. Auf der körperlichen Ebene heisst Orgasmus Lösen der Muskel- und Nervenanspannung, die sich während der Erregungs- und Plateauphase aufgebaut hat. Bei der Frau beginnt die im Labor gemessene Art von Orgasmus mit rhythmischen Kontraktionen im äusseren Drittel der Vagina und dauert etwa 12 Sekunden. Beim Mann wird Orgasmus mit Ejakulation gleichgesetzt.

Wenn wir uns jedoch ans erste Kapitel erinnern, an das Zusammenspiel der drei Bereiche der Sexualität und an den ganzen Gefühls- und Empfindungsbereich, so reicht mir persönlich diese wissenschaftliche Definition von Orgasmus keineswegs. In der Beratung werden mir von Frauen wie Männern auch noch ganz andere Formen von orgasmischem Erleben geschildert. Oft verknüpft mit der bangen Frage, ob das denn richtige Orgasmen sind, weil sie eben nicht am vorgesehenen Ort pulsieren, weil sie nicht mit einer Ejakulation verbunden sind, weil sie viel länger oder auch weniger lang dauern, viel tiefer gehen, kaum spürbar, verbunden mit grosser Feuchtigkeitsausschüttung oder je nach Situation sowieso immer ganz unterschiedlich sind.

Meines Erachtens ist in der Sexualität, die das ganze Wesen berührt, nicht das Erreichen eines Orgasmus das Wichtigste, ganz im Gegenteil: Das wird nebensächlich. Aber so wie Sexualität heute verstanden und gelebt wird, ist er absolut zentral, ja beinahe schon einzige Legitimierung einer genitalsexuellen Aktivität. Natürlich ist nichts gegen das Erleben von Orgasmen einzuwenden. Aber wenn das Erreichen eines solchen in Arbeit und Stress und Erwartungsdruck und Lügen ausartet oder eben einziger Massstab für «erfolgreichen Sex» ist, kann sich die Frage lohnen: «Was nährt mich denn sonst noch in der Sexualität?»

Ich gehe davon aus, dass in einer Laborsituation nie das ganze sexuelle Potenzial berücksichtigt werden kann und dass somit die als Orgasmus definierte Körperreaktion längst nicht alles ist, was es an Orgasmen gibt. Abgesehen davon sagt diese Definition auch nichts über das Erleben und Empfinden aus. Alle, die solche Orgasmen erleben können, wissen, wie unterschiedlich die sein können. Von kaum spürbar über unbefriedigend bis schal und leer, bis auch sehr beglückend und befriedigend kann die ganze Erlebnispalette reichen.

So plädiere ich dafür, den Orgasmus-Stress zu reduzieren und das Geniessen zu erhöhen. Grundsätzlich würde ich sagen, auch wenn das ganz und gar nicht wissenschaftlich ist, dass alles, was in der Sexualität als befriedigend, sättigend, nährend, erfüllend erlebt wird, getrost auch als Orgasmus bezeichnet werden kann. Sexualität ist viel mehr als eine blosse Körperreaktion und soll aus diesem Grund auch nicht bis ins Detail ausgemessen und definiert werden.

Gerade von Frauen ist immer wieder Unsicherheit zu spüren: «Habe ich einen Orgasmus oder habe ich keinen?» «Ich empfinde einfach immer nur einen wunderbaren Moment der Befriedigung. Ist das nun der sogenannte Höhepunkt?», fragt beispielsweise eine ältere Frau. Oder: «Ich bin unsicher, weil ich selber ganz unterschiedliche Arten von Orgasmen wahrnehme. Und wenn ich mit Freundinnen darüber rede, verwirrt es mich, weil jede von anderen Empfindungen berichtet», erzählt eine Vierzigjährige. Oder: «Ich kenne Wellen der Lust und erlebe diese total schön und intensiv, entspannend und befriedigend, jedoch nicht, dass ich zu einem bestimmten Höhepunkt komme.»

Sollte ich diesen Frauen sagen: «Was Sie da erleben, mag ja wohl schön und befriedigend sein für Sie, ist aber möglicherweise kein richtiger Orgasmus. Gehen Sie nach Hause und üben Sie schön entspannen, atmen und beckenschaukeln!» Das wäre ja zynisch. Ich möchte sie vielmehr darin bestärken, das, was sie erleben, als richtig anzuerkennen, ganz egal was von Wissenschafts- oder

Ärzteseite oder von Bildern in den Medien oder sonst wo als richtig dargestellt wird.

Wenn da also «ein wunderbarer Moment der Befriedigung» ist, ist das der Höhepunkt. Ganz egal, wie der Orgasmus bei anderen Frauen auch noch daherkommen kann oder wie vielleicht ein Gegenüber erwartet, dass er daherkommen sollte. Wenn da «Wellen der Lust» sind statt eines einzelnen Höhepunkts, ist das der Höhepunkt dieser Frau.

Anders ist es selbstverständlich, wenn eine Frau oder ein Mann erzählen, dass sie nach sexueller Betätigung angespannt sind, dass ein Gefühl von Unbefriedigtsein zurückbleibt, dass sie eine Leere empfinden usw. Dann ist es natürlich angebracht, genauer hinzuschauen. Aber solche Gefühle können auch nach einem herkömmlichen Orgasmus auftauchen. Was also einmal mehr darauf hindeutet, dass es in der Sexualität um mehr geht als um Orgasmus.

Frauen und Männer, die keine Befriedigung oder Sättigung erleben, ermutige ich, regelmässig, geduldig, zärtlich und genussvoll zu experimentieren und ihren ganzen Körper und seine erotisch/sexuellen Empfindungen und Reaktionen zu erkunden, so wie im Selbstliebe-Fest beschrieben, auch im Bewusstsein, dass sie für ihren Orgasmus bzw. für ihr orgasmisches Erleben selber verantwortlich sind und es selten etwas bringt, auf einen Orgasmus-Prinzen oder eine Orgasmus-Prinzessin zu warten, die wie durch Zauberhand den Orgasmus vorbeibringen werden.

Sie können sich natürlich auch Fragen stellen wie: «Lebe ich denn überhaupt Sexualität, die mir entspricht? Wie geht es mir insgesamt in der Beziehung? Lasse ich Dinge zu, die ich nicht mag? Bin ich jeweils überhaupt bereit für genitale Sexualität?» usw.
Männern, die nicht oder nur sehr schwer eine Ejakulation erleben können, rate ich dasselbe und dazu vor allem: Langsam werden, atmen, hinspüren. Also genau das Gegenteil davon, was ein

verzweifelter Mann – oder eine Frau, die keine Orgasmen erlebt – in der Regel versucht, nämlich durch heftiges Reiben oder harte Stösse endlich zu kommen.

Aber auch Antworten auf Fragen wie: «Möchte ich mich denn dieser Frau ganz geben/zumuten? Wie ist mein Verhältnis zu meinem Ejakulat, was bedeutet es für mich? Wie stehe ich im tiefsten Inneren zu Frauen? Wie kann ich mich entspannen?» können weiterhelfen.

Hie und da taucht auch fast etwas verschämt die Frage auf, ob auch mit fortgeschrittenem Alter vielleicht noch Hoffnung ist, irgendwann einen Orgasmus erleben zu können. Auch diese Frauen kann ich nur dazu ermuntern, sich auf den Weg zu machen, denn die Fähigkeit zum orgasmischen Erleben verliert sich nicht einfach ab einem bestimmten Alter.

Im Zusammenhang mit Orgasmus gefällt mir das neotantrische Verständnis davon. Der indische Mystiker Osho hat unter anderem zwischen dem Gipfelorgasmus und dem Talorgasmus unterschieden. Beim Gipfelorgasmus, so wie das auch Masters und Johnson definiert haben, wird in der Erregungsphase und der Plateauphase Spannung aufgebaut, die sich dann auf dem Gipfel der Spannung, in der Orgasmusphase, abrupt entlädt und in der Rückbildungsphase ausklingt.

Beim Talorgasmus wird nicht diese Spannung aufgebaut, man erklimmt also nicht den Gipfel, sondern bleibt sozusagen im Tal, das heisst, man ist wohl erregt, bleibt körperlich jedoch entspannt und atmet tief und ruhig. Durch dieses Entspanntsein kann Energie anders ins Fliessen kommen, als wenn der ganze Körper angespannt ist, in Erwartung, auf den Gipfel zu gelangen. So kann es gut sein, dass man beim Talorgasmus ganz lange auf den Wellen der Lust mitreiten kann und diese auch immer wieder orgasmisch den ganzen Körper durchfliessen, ohne dass es zu einer abrupten

Entladung kommen muss. Dieses Wellenreiten, dieses Fliessen durch den ganzen Körper kann wie ein an- und abschwellender lang anhaltender Orgasmus im ganzen Körper erlebt werden und klingt dann irgendwann langsam aus. Und zwar kann das von Frauen und Männern so erlebt werden.

Ein Mann schilderte mir dieses Verweilen im Tal als unwahrscheinlich befriedigend, weil er dabei entspannt ist. Manchmal weiss er gar nicht, ob da noch eine Erektion ist oder nicht, und es ist meist auch absolut nebensächlich, ob er ejakuliert oder nicht. Er findet dieses fast schon zwanghafte Ejakulierenwollen mittlerweile absolut unnötig. Es sei etwas vom Schönsten, dass er diesen gelassenen Umgang mit der Sexualität entdeckt habe.

Zusammengefasst: Spannung braucht Entladung, Entspannung ermöglicht Fliessen und erhöht die Sensibilität im ganzen Körper, sowohl bei Frauen als auch bei Männern. Sexologisch gesehen, spricht man beim Talorgasmus vom Verweilen auf der Plateauphase oder vom ondulierenden Erregungsmodus, also es fehlt noch etwas bis zum «richtigen» Orgasmus. Nur, ob hier wirklich etwas fehlt, obwohl auch diese Art des orgasmischen Erlebens als äusserst befriedigend und beglückend empfunden wird, ist eine andere Frage. Ich möchte Sie ermutigen, mehr orgasmisch zu sein, als einen Orgasmus haben zu müssen!

Hie und da wird auch vom Herzorgasmus berichtet. Auch er entsteht eher aus der Entspannung, und zwar, wenn die sexuelle Energie spürbar durch den ganzen Körper fliesst und vom eigenen Körper in den Körper des Gegenübers und von dort wieder zurück. Da kann bei beiden Beteiligten in der Herzgegend genauso ein Pulsieren und Kreisen einsetzen wie bei einem im Genital erlebten Orgasmus. Das ist etwas vom Verrücktesten und Beglückendsten und von aussen gesehen wahrscheinlich absolut unspektakulär. Ein Herzorgasmus kann durch seine Intensität aber auch starke Gefühle auslösen.

Das sind die tief berührenden und verbindenden Erlebnisse in der Sexualität, die man nicht machen und erzwingen kann. Sie sind ein Geschenk, das dem einen oder der anderen hie und da zufällt.

Und wie ist es denn mit dem spirituell erlebten Orgasmus? Dann, wenn die sexuelle Energie über den Körper hinaussteigt und ein Mann oder eine Frau in anderen Dimensionen weilt? Im lichten Raum der Weite und Stille des Friedens und der Freude? Ausgelöst durch die Sexualkraft, aber weit entfernt von Begierden körperlicher Art.

Dann steht auch noch die Frage im Raum, ob es bei der Frau nur den klitoralen Orgasmus gibt oder ob Freud mit seinem «reifen» vaginalen Orgasmus doch recht hatte und ob es gar noch einen uterinen Orgasmus gibt. Heute ist es so, dass die meisten Frauen Stimulierung der Klitorisperle oder der umliegenden Zonen brauchen, um einen Orgasmus erleben zu können. Das hat meines Erachtens nicht so sehr mit der Anatomie zu tun, sondern mit der sexuellen Geschichte und der Sozialisierung der Frauen. Und nicht zuletzt auch mit der Prägung des Frauenbildes durch den Feminismus, der tiefe Hingabe an den Mann oder die Penetration als solche schon beinahe als Verrat an der Frauensache deklamierte. So viel wir als Frauen dieser Bewegung auch zu verdanken haben, gibt es doch einiges, was aus der Distanz doch langsam wieder etwas relativiert werden könnte.

Die Forschungen von Masters und Johnson oder von Alfred Kinsey zeigten, dass die meisten Frauen beim Geschlechtsverkehr keine genitale Befriedigung erlebten. Sie predigten das Stimulieren der Klitoris vor dem Verkehr. «Stimulation, Lubrikation, Penetration», und zwar in dieser Reihenfolge, hiess die Botschaft. Heute scheint das langsam bei den Frauen und Männern angekommen zu sein, und die Frage, wo denn nun die Klitoris eigentlich genau liege, wird nicht mehr sehr oft gestellt.

Auch die Frauengesundheitsbewegung machte sich für die Klitorisperle als DAS Lustzentrum der Frau stark. Das einzige Organ, das einzig der Lust dient. Mittels Klitorisstimulation eroberten sich die Frauen ihre Orgasmen, und das ganz ohne das Zutun der Männer. Es ist auch dieser Bewegung zu verdanken, dass das Körperbild der Frau ganzer werden durfte, indem sie bekannt machte, dass die Klitoris keineswegs nur «dieses verkümmerte Stückchen Penis» ist, sondern dass der Grossteil dieses Organs im Körperinnern liegt. Und wie alles, was neu war rund ums Thema Frauenkörper und Frauensexualität, wurde es in einer ersten Phase nicht ernst genommen, sondern erst mal ausgiebig belächelt. Aber heute ist diese Tatsache allgemein anerkannt, wenn auch noch längst nicht überall bekannt.

Was anfänglich nur befreiend und lustvoll war, entwickelte mit der Zeit eine Kehrseite: die Orgasmuspflicht. Sex verliert in den Augen vieler Frauen und Männer seinen Sinn, ja seine Berechtigung, wenn er am Schluss nicht von einem Orgasmus bzw. von einer Ejakulation «gekrönt» ist. Ganz viel vom Verspielten, Feinen, Ruhigen der Sexualität ging verloren vor lauter – ich sag's jetzt mal ein bisschen krass – Klitoristerror.

«Höher, tiefer, stärker, weniger stark, schneller, nicht aufhören ...», war fortan die Bettkommunikation und die Enttäuschung auf beiden Seiten gross, wenn es der Mann schon wieder nicht geschafft hat, der Frau diesen Höhepunkt zu bescheren.

Aber bei den gleichgeschlechtlichen Frauenpaaren sah's auch nicht unbedingt besser aus. Aus welchen Gründen auch immer, längst nicht jede Frau ist fähig, durch Klitorisstimulierung diesen ominösen, wissenschaftlich vermessenen Orgasmus zu erlangen. Und nicht der Mann ist für den Orgasmus der Frau zuständig, sondern die Frau selber.

Nun, anders als bei der Klitoris ist es bei der Vagina so, dass diese Zone noch verletzbarer ist und, weil sie via Beckennerv direkter mit dem emotionalen Erleben verknüpft ist, auch ganz schnell empfindungslos werden kann. Durch sexuelle Traumata, durch nicht gewollten, aber immer wieder zugelassenen Geschlechtsverkehr, unachtsame Berührung als Kleinkind, zu heftige Stösse beim Sex, gynäkologische Untersuche usw. kann sich das Vaginalgewebe sozusagen zusammenziehen, und freudiges, lustvolles Empfinden nimmt ab oder wird unmöglich. Die Vagina muss von der Frau regelrecht zurückerobert und geheilt werden, damit sie lebendig und empfindsam wird und eventuell auch die tiefen, berührenden, alles erschütternden vaginalen Orgasmen möglich werden. Und es gibt ihn, den vaginalen Orgasmus! Tausende von Frauen erleben ihn, auch wenn namhafte Feministinnen wie Alice Schwarzer ihn nach wie vor im Lande der Mythen verbannt halten. Was sie wohl diesen Tausenden von Frauen sagen mag?

Ich möchte Ihre Art des orgasmischen Erlebens, ob nun klitoral, vaginal, «herzlich», spirituell oder noch ganz anders, keineswegs werten oder als reif oder unreif bezeichnen. Vielmehr möchte ich Frauen auf ihr sexuelles Potenzial, das noch immer brachliegt, aufmerksam machen.

Weiter unten, im nächsten Kapitel und im Kapitel «Frau», gehe ich genauer auf die Empfindsamkeit und die Zusammenhänge in der Vagina ein.

## Freudenfluss

Ein Phänomen, das mit dem Orgasmischsein der Frau auftreten kann, ist Flüssigkeit, die schwallweise oder auch fliessend aus ihrer Harnröhre tritt. Über die Menge der Flüssigkeit gibt es ganz unterschiedliche subjektive Wahrnehmungen, von «tropfend» bis «tassenweise». Das Fliessen oder Spritzen wird als Gefühl der tiefen Hingabe und Verbindung beschrieben, kann aber auch unabhängig von einem herkömmlichen Orgasmus vorkommen.

Der Freudenfluss ist also nicht unbedingt auch ein Orgasmus, so wie Ejakulation beim Mann auch nicht unbedingt mit Orgasmus gleichzusetzen ist. Und ein Orgasmus oder eben orgasmisches Erleben muss demzufolge nicht unbedingt von einer Ejakulation begleitet sein, weder beim Mann noch bei der Frau.

Von ärztlicher Seite habe ich im Wesentlichen drei verschiedene Aussagen zu diesem Thema gehört. Erstens: «Eine weibliche Ejakulation gibt es nicht. Es handelt sich dabei um unwillkürlichen Urinabgang.» Zweitens: «Die Flüssigkeit spritzt aus der Harnröhre.» Drittens: «Die Flüssigkeit fliesst aus der Vagina.»

Urin kann zwar in der Entspannung und Hingabe des Liebens oder bei geschwächter Beckenbodenmuskulatur auch gelegentlich abgehen oder dem Freudenfluss in geringen Mengen beigemischt sein. Aber Urin ist deutlich von der farblosen und ganz anders als Urin riechenden Flüssigkeit des Freudenflusses zu unterscheiden, und Frauen, die ihn erleben, können sehr wohl Urin von Freudenfluss unterscheiden, wenn sie darüber aufgeklärt sind, dass es noch etwas anderes als Urin gibt, das sich in grossen Mengen ergiessen kann.

Wenn man sich bei Version zwei und drei über den Weg des Freudenflusses aus dem Körper hinaus offenbar nicht einig ist, so doch über die Quelle. Es handelt sich um Absonderungen aus der weiblichen Prostata. Sie ist rund um die Harnröhre angelegt. In der Prostata befinden sich Drüsen, deren Gänge in die Harnröhre münden. Also tritt das weibliche Ejakulat aus der Harnröhre, wie beim Mann auch.

Im weiblichen Ejakulat hat man übrigens unter anderem Glukose nachgewiesen. Ein Stoff, der dem Sperma auf seinem Weg zum Ei hilft. Die Vagina ist also keine spermafeindliche Zone, wie so oft gesagt wird, und vielleicht gelangten die Spermien gelassener ans Ziel, wenn die Frauen sie mit ihren lustvollen Ejakulationen empfangen könnten.

Und jetzt kommt der nächste Punkt ins Spiel, nämlich der G-Punkt, benannt nach seinem «Entdecker» Ernst Gräfenberg. Ich sage dazu lieber G-Zone, denn es ist nicht ein Punkt, sondern handelt sich um das Prostataschwellgewebe, in das die Prostata eingebettet ist. Das Vorhandensein dieser Zone bzw. eben des G-Punktes wird auch heute noch oft nicht zur Kenntnis genommen, weder von Ärzteseite noch von Fachzeitschriften, Frauenzeitschriften oder Tageszeitungen. Es kommt mir vor, als wiederhole sich die Geschichte der Klitoris: erst belächelt und bestritten, dann anerkannt. Aber bis es so weit ist, hat der Frauenkörper etwas Unvollständiges. Es ist eine Verletzung der Integrität des Frauenkörpers, denn uns wird damit schlichtweg ein Organ unterschlagen. Ich verstehe auch nicht, warum solche Tatsachen, die Frauen an sich selber zu Tausenden wahrnehmen, spüren, erahnen, sehen und die auch von Ärzten und Anatomen beschrieben und belegt sind, jeweils so lange unter dem Deckel gehalten werden. Oder soll etwa verhindert werden, dass Frauen ihr volles sexuelles Potenzial erkennen? Überlegen Sie sich einmal, was das für gesellschaftliche Auswirkungen hat und was für Auswirkungen auch auf die Männer!

In diesem Zusammenhang hat mich die Geschichte der fliessenden Frau aus den Vagina-Monologen von Eve Ensler zutiefst berührt. In den wenigen Zeilen sind die ganze Verzweiflung und Scham, die Frauen tagtäglich damit erleben, sichtbar. Da schildert eine Frau ihr erstes Date. Sie kauft sich ein neues Kleid, verbringt einen hinreissenden Abend, und beim Abschiedskuss im Auto passiert es dann: Sie fliesst ganz einfach aus, vor lauter Hingabe an diesen fordernden Kuss. Der Mann bezeichnet sie als schmutzig und pervers, und ihre Scham ist derart gross, dass sie zeitlebens nie mehr einen Mann an sich heranlässt. «Wegen Überschwemmung geschlossen», beschreibt sie ihr Vaginagefühl. Wie wäre ihr Leben wohl verlaufen, wenn sie darüber aufgeklärt gewesen wäre, dass Frauen auch bei grosser emotionaler und sinnlicher Berührtheit ausfliessen können? Manchmal kann es reichen, dass der Mann mit aller Liebe seine Hand auf die Brust der Frau legt oder etwas ganz Liebevolles, Zärtliches sagt, und es fliesst, eben weil die Gefühlsebene nervlich mit der Vagina verbunden ist. Oder wie wäre es gewesen, wenn der Mann es gewusst hätte und ihr Fliessen als Zeichen der Hingabe hätte annehmen können?

Interessant ist, dass diese Zusammenhänge, so wie sie nach neusten Erkenntnissen dargestellt sind, schon 1672 in einer Schrift des holländischen Anatomen Regnier de Graaf angeführt sind. Wie viel Scham und Verzweiflung über ganz normale Körpervorgänge wäre wohl zu verhindern gewesen?

Rund um den G-Punkt geistert also einerseits die Annahme: Er ist ein Mythos. Andererseits die Vorstellung, dass der G-Punkt eine Stelle in der Vagina ist, die einfach gedrückt zu werden braucht, und schon ist die Frau in grösstem Entzücken. Kein Wunder, dass ihn nur wenige finden. Denn so ein Punkt existiert tatsächlich nicht.

Es ist hilfreich für die Vorstellung und Bildung des eigenen, vollständigen Körperschemas, wenn die G-Zone als Organ betrachtet wird: Die Prostata liegt um die Harnröhre, eingebettet in Schwellgewebe. Dieses Prostata-Schwellgewebe ist als G-Zone an der bauchseitigen Vaginalwand zu spüren. Sie erstreckt sich vom Gebiet rund um die Harnröhrenöffnung bis zu einem Punkt, der nur mit gebogenem Finger erreichbar ist. Die ganze Zone hebt sich vom übrigen, glatten Vaginal-Gewebe durch Rippen und Rillen ab. Sie ist übrigens auch sichtbar: Wenn ein Spekulum um 45 Grad gedreht wird, ausgehend vom gynäkologischen Untersuch, zeigt sich ein grosser Teil der G-Region in ihrer ganzen Pracht. Wenn die G-Zone stimuliert wird, sei es mit dem Finger, einem Dildo oder durch Geschlechtsverkehr, schwillt sie an. Das heisst, das Schwellgewebe füllt sich mit Blut, die Drüsen füllen sich mit Prostata-Flüssigkeit. Das verursacht ein den meisten Frauen wohlbekanntes Pinkelgefühl. Viele Frauen berichten ja, dass sie während des Geschlechtsverkehrs diesen Drang verspüren und gleich danach die Toilette aufsuchen müssen. Wenn vor dem Geschlechtsverkehr die Blase geleert wurde, ist es aber in der Regel nicht die Blase, die sich gemeldet hat, sondern es ist ein Zeichen dafür, dass die Drüsen angeregt und gefüllt sind und es nun Zeit wäre, den Freudenfluss fliessen zu lassen.

Die allermeisten Frauen wissen dieses Zeichen nicht zu deuten und unterdrücken den Pinkeldrang bewusst oder unbewusst. In dem Fall ergiesst sich die Prostataflüssigkeit in die Blase – eine sogenannte retrograde Ejakulation – und wird beim nächsten Wasserlösen ausgeschieden.

Ich bin überzeugt davon, dass ein grosser Teil der sogenannten Honey-Moon-Blasenentzündungen, unter denen viele sexuell aktive Frauen immer wieder leiden, auf das bewusste oder nichtbewusste Unterdrücken der Ejakulation zurückzuführen sind. Denn bei einer rückwärts gerichteten Ejakulation gelangt die Flüssigkeit ja von der Harnröhre in die Blase statt aus dem Körper hinaus. Die weibliche Harnröhre ist mit ihren 2,5 bis 4 cm Länge ein guter Boden für konzentriertes Vorhandensein von Bakterien, Keimen oder Viren. Diese werden dann mit dem Ejakulat in die Blase geschwemmt statt hinaus, was zu Entzündungen führen kann.

Es ist auch heute noch sehr weit verbreitet, dass Frauen jedes Alters den Geschlechtsverkehr dem Mann zuliebe über sich ergehen lassen, weil sie nichts spüren.«Mir sagt der Geschlechtsverkehr nichts. Aber er möchte so gerne», erzählt eine 60-Jährige. Oder: «Ich lebe eine absolut tabulose Sexualität, aber wenn ich ehrlich bin, ich spüre nichts in der Vagina. Von mir aus müsste es keinen Akt geben», sagt eine 26-Jährige. Oder eine 17-Jährige: «Eigentlich mag ich nur Schmusen und Streicheln, aber er braucht halt mehr.» Mit Aussagen wie: «Die Vagina ist ein leerer, empfindungsloser Schlauch, hier gibt es keine Nervenenden», werden Frauen darin bestätigt, dass es normal ist, in der Vagina keine Empfindungen zu haben. Die G-Zone ist jedoch eine äusserst lebendige, empfindsame Region, aber wie schon gesagt, bei vielen Frauen wie abgestorben.

Anders als die Klitorisperle ist sie stark mit dem emotionalen Erleben verknüpft, was beim Wecken und Entdecken schon mal zu heftigem Weinen, Wutanfällen oder ekstatischer Freude führen kann. Gefühlen eben. Und hier liegt der Punkt: Dafür schämen sich Frauen, davor schützen sich Frauen, und es braucht Liebe und Geduld, damit sich die Frauen ihre Vaginen langsam wieder zurückerobern.

Vielleicht sind Sie nun neugierig geworden, sich mit dem neuen theoretischen Wissen auf die Suche nach Ihrer G-Zone zu machen oder sie wieder einmal ausgiebig zu begrüssen. Tun Sie das im Wissen darum, dass Sie damit Ihr Körperbild vervollständigen und Sie es dadurch mit der Zeit in Ihr Erleben integrieren können.

• **Experiment:** Neuland betreten – **Entdecken der G-Zone**

Richten Sie sich einen Platz ein, wo Sie ungestört sind und wo Sie sich in Kissen gebettet bequem zurücklehnen können. Legen Sie ein dickes Badetuch bereit, Gleitmittel, einen Spiegel und eventuell einen harten, gebogenen Dildo, falls es Sie noch Überwindung kostet, sich mit den Händen zu berühren. Überlegen Sie sich, was Sie sonst noch in Ihrem Experiment unterstützen könnte. Musik, schönes Licht oder was auch immer. Sie sind nackt oder tragen einen Kimono – was Ihnen angenehmer ist. Dann setzen Sie sich bequem hin, schliessen die Augen, nehmen ein paar tiefe Atemzüge, versuchen zu entspannen und richten dann Ihre ganze innere Aufmerksamkeit zur Vulva (äusseres Genital) und in die Vagina hinein. Versuchen Sie die einzelnen Fältchen und Blättchen und Furchen wahrzunehmen. Versuchen Sie sich auch vorzustellen, wie Ihre Vagina mit der G-Zone aussieht. Verweilen Sie so einen Moment lang.

Legen Sie dann ganz behutsam eine Hand auf ihren Venushügel und die andere Hand auf ihre Brust. Vielleicht genügt das fürs erste Mal auch schon. Oder vielleicht gehen Sie vorerst lieber zum Experiment «Kontakt mit der Yoni» oder «Schönheit der Blüte» aus dem Kapitel «Frau», als direkt Ihre Innenräume zu erkunden.

Wenn Sie weiter gehen möchten, ölen Sie Vulva und Scheideneingang liebevoll mit Gleitmittel ein und betrachten dieses zweite Gesicht im Spiegel. Untersuchen Sie Ihre Vulva, suchen und betrachten Sie die Harnröhrenöffnung und lassen dann Ihren Zeige- oder Mittelfinger mit der Handinnenfläche nach oben langsam in sich gleiten. Verweilen Sie einen Moment, bevor Sie sich auf Entdeckungsreise machen! Rund um die Harnröhrenöffnung, dieses knubbelige Gewebe, ist der Kopf der G-Zone. Fahren Sie diesen Kopf entlang. Machen Sie ganz ganz langsame kreisende Bewegungen, oder verharren Sie und geben Druck. Bleiben Sie mit Ihrer ganzen Aufmerksamkeit bei den Empfindungen, und atmen Sie. Lassen Sie dann den Finger tiefer gleiten, immer noch auf dem gerippten, gerillten Gewebe, das ist der Körper dieses Organes. Tun Sie hier dasselbe. Alles ganz langsam. Der G-Punkt mag in der Regel keine schnellen oder vibrierenden Bewegungen. Auch hier gilt: In der Langsamkeit liegt der Schlüssel zum Empfinden. Dann krümmen Sie den Finger, wie wenn Sie deuten würden: «Komm!», und fahren auf dem gerippten Gewebe weiter bis ans Ende. Das ist der Schwanz der G-Zone. Nun fahren und streichen Sie die ganzen Konturen ab, verweilen, kreisen oder geben Druck. Denken Sie daran, es geht um nichts, nur darum, ein Gefühl, ein Bild für Ihre G-Fläche zu bekommen. Sie müssen nichts Bestimmtes spüren, es geht nur ums Entdecken, und Sie haben Zeit. Dann können Sie die Entdeckungsreise langsam ausklingen lassen.

Falls Sie vor dem Experiment auf der Toilette waren, jetzt aber ein starkes Pinkelgefühl wahrnehmen, können Sie das Tuch mehrmals gefaltet unter und vor sich legen, ganz in dieses Empfinden hineinatmen, die Hände sanft auf Ihre Brüste legen und einfach laufen lassen. Manchmal funktioniert das Ejakulieren einfach so, aus dieser Stille und Berührung heraus. Aber wie gesagt, das ist nicht das Ziel dieser Übung, sondern kann sich daraus bei einigen Frauen so ergeben.

**Reflexion:** Wie hat sich die Region des G-Zonen-Kopfes angefühlt? Wie die Region des Körpers oder des Schwanzes? Hat es Stellen gegeben, die Sie nicht gespürt haben? Hat es Stellen gegeben, die sich lustvoll angefühlt haben? Welche Arten der Berührung waren an welcher Stelle am besten? Haben Sie Gefühle wahrgenommen, oder ist ein Bild aufgetaucht? Gibt es Stellen, wo Berührung richtig unangenehm war? Oder Stellen, die ambivalente Wahrnehmungen offenbarten? Ist Ihre G-Zone während der Erkundungen grösser geworden?

Wenn Sie sich Ihrer Vagina und den dazugehörenden Gefühlen, wie Wut, Trauer, Ekel, Freude, immer wieder liebevoll zuwenden, können auf diese Art mit der Zeit die ursprüngliche Lebendigkeit und Empfindsamkeit der Vagina wieder geweckt werden. Und viele Frauen berichten vom Gefühl, sich jetzt erst ganz zu fühlen.

Ja, und es kann gelegentlich flutschen und fliessen und manchmal eine regelrechte Überschwemmung sich ergiessen. Es kann sein, dass Sie in der Vagina nicht viel empfinden oder ganz wenig orgasmisches Erleben spüren, auch wenn es ein Tabu ist, das auszusprechen. Aber wenn Sie mögen, kann es sein, dass Ihre Vagina durch liebevolle, achtsame Zuwendung empfindsamer und aufnahmefähiger wird.

Nun noch kurz zu den beiden unterschiedlichen Orgasmen, klitoral und vaginal. Deborah Sundahl beschreibt es in ihrem Buch «Weibliche Ejakulation & der G-Punkt» in etwa so: Die Klitoris, die ganze Vulva und das äussere Drittel des PC-Muskels sind mit dem Pudendusnerv verbunden. Harnröhre, Prostata bzw. G-Zone, Blase, Gebärmutter und die beiden hinteren Drittel des PC-Muskels mit dem Beckennerv. Sowohl der Pudendus- als auch der Beckennerv können einen Orgasmus auslösen, je nachdem, wo die Stimulierung stattfindet. Da jedoch die innere Region der Vagina stärker mit den Emotionen verbunden ist, werden diese Orgasmen meist als viel tiefer, erschütternder, berührender beschrieben, und man nimmt an, dass der Beckennerv dafür verantwortlich ist. Sundahl beschreibt ausserdem noch einen uterinen Orgasmus.

Eines der Geheimnisse für schöne Sexualität ist es, zu wissen, dass jede Frau einzigartig ist. Auch anale oder Brustknospen-Orgasmen sind möglich, oder vielleicht ist Ihr Erleben besonders orgasmisch, wenn Ihre Füsse oder die Kopfhaut massiert werden? Aber wie oft schämen sich Frauen für ihre körperlichen und seelischen Vorgänge und sagen lieber nichts, als sich eventuell zu blamieren. Klären Sie Ihre Partner und Partnerinnen, Ihre Ärzte und andere Fachleute über Ihr Erleben auf. Bestehen Sie auf der Richtigkeit dessen, was Sie persönlich erfahren. Nehmen Sie sich ernst und zeigen Sie sich, nur so können Sie gesehen und ernst genommen werden.

## Trockenes Vergnügen

Auch Männer können retrograde Ejakulationen haben, den sogenannten «trockenen Samenerguss». Der Samenerguss gelangt dabei in die Harnblase und wird später mit dem Urin ausgeschieden. Der rückwärts gerichtete Erguss hat keine negativen Auswirkungen auf den Organismus, da die männliche Harnröhre viel länger ist als die weibliche und weniger von Keimen besiedelt ist. Das Ejakulat kommt bei der rückwärts gerichteten Ejakulation nur mit dem ersten, obersten Abschnitt der Harn-Samenröhre in Kontakt, bevor es in die Blase gelangt. Normalerweise verhindert der innere Harnröhrenschliessmuskel die retrograde, also rückwärts gerichtete Ejakulation. Störungen im Nervensystem, Nebenwirkungen von Medikamenten oder eine Operation an der Prostata können den Harnröhrenschliessmuskel ausser Gefecht setzen oder verletzen.

Mir ist aufgefallen, dass betroffene Männer von Ärzteseite diesbezüglich oft zu wenig informiert werden und darunter leiden und sich schämen oder es schlicht nicht wissen, dass sie trotzdem Orgasmen erleben können.

«Ist das noch ein richtiger Orgasmus?», «Ich schäme mich, weil ich nicht mehr ejakulieren kann». Leider wird Orgasmus meist mit Ejakulation gleichgesetzt, und viele Männer schämen sich, wenn sie keinen sichtbaren Beweis für ihren Orgasmus haben. Aber das Erleben und Empfinden eines Orgasmus ist da, auch ohne die Ejakulation gegen aussen. Ich gebe Ihnen zu bedenken: Wie oft erlebten Sie früher wohl eine sichtbare Ejakulation, aber empfanden nicht gerade viel dabei? War das denn mehr Orgasmus? Auch Männer mit trockenem Vergnügen kann ich nur ermutigen, sich an dem zu erfreuen, was sie empfinden, als etwas erzielen zu wollen, was nicht oder nicht mehr möglich ist. Und wie gesagt, das Empfinden kann durch Entspannung noch massiv erhöht werden.

Manchmal verwechseln Männer die retrograde Ejakulation mit einem «tantrischen Orgasmus» und fragen mich an, ob ich sie darin unterweisen würde, rückwärts gerichtet zu ejakulieren. Meines Erachtens verwechseln sie da etwas. So wie ich Tantra auffasse, kann es bei einem tantrischen Orgasmus darum gehen, die Sexualenergie vom rein Genitalen weg in den ganzen Körper und manchmal noch weit darüber hinaus zu leiten. Es geht dabei nicht um eine Ejakulation, weder innerlich noch äusserlich, sondern um einen orgasmischen oder ekstatischen Zustand. Den zu erreichen kann gelingen, wenn die Aufmerksamkeit nicht mehr auf der genitalen Erregung und Befriedigung liegt, sondern auf dem Wahrnehmen des Energieflusses. Aber das geht nicht durch krampfhaftes Üben, sondern durch Entspannen, Atmen und Fliessenlassen. Ein Körper, der angespannt ist, in der Erwartung des Orgasmus beispielsweise, ist nicht durchlässig. Da kann nicht viel fliessen. Wenn Sie Ihren Körper beobachten, kurz bevor Sie ejakulieren, dann werden Sie feststellen, wie angespannt er überall ist. Becken, Beine, Bauch, alles angespannt. Das kann dann auch umgekehrt funktionieren: Vor lauter Nicht-ejakulieren-Wollen geht die Ejakulation dann ab in die Blase, trotz Schliessmuskel, weil die ganze Aufmerksamkeit auf Ejakulation bzw. Nichtejakulation lag. Wenn Sie also die taoistische Art der Sexualität erlernen möchten, hat das nichts mit der rückwärts gerichteten Ejakulation zu tun, sondern eben sehr viel mit Körperwahrnehmung, Entspannung, Atmung und Fliessenlassen.

Aber noch einmal: All diese Arten von Orgasmus und orgasmischem Erleben sind weder richtig noch falsch. Sie sind einfach Ihre Art. Oder vielleicht erleben Sie ja noch ganz andere Wonne und Erfüllung.

Freuen Sie sich darüber – auch wenn es nicht Orgasmen im herkömmlichen Sinne sein sollten – ganz einfach weil es Ihr ganz persönliches Erleben und Empfinden ist!

# Kapitel 3
# Mann

## Wann ist Mann ein Mann?

Mannsein und Sexualität ist für viele Männer ein heikles Thema. «Wann ist Mann ein Mann?», fragte nicht nur Herbert Grönemeyer in seinem Lied «Männer». «Wann ist Mann ein Mann? Was macht einen Mann aus? Was heisst Männlichkeit?», fragt sich wohl jeder Mann gelegentlich. Und je nach Alter, Lebenslage oder Befindlichkeit wird die Antwort immer ein bisschen anders ausfallen. Ganz eng damit verknüpft ist seine Sexualität. Männlichkeit wird in der öffentlichen Wahrnehmung nach wie vor mit seiner sexuellen Potenz gleichgesetzt. Und seine sexuelle Potenz steht und fällt mit seiner Erektionsfähigkeit. Nun, ein bisschen wenig Mann, finden Sie nicht auch? Diese möglichst stehenden Zentimeter sollen bestimmen über Mann oder nicht Mann?

«Der Verlust der Männlichkeit ist für das starke Geschlecht sehr belastend.» «Doch was, wenn der Liebesurlaub ganz und gar nicht lustvoll wird, wenn der Mann im Bett eine Erektionsschwäche hat und seine Partnerin sexuell nicht befriedigen kann?» «Es herrscht in unserer Gesellschaft offenbar eine grosse Verunsicherung beim Thema Männlichkeit – eine gut funktionierende Erektion würde aber Sicherheit geben.» «Bei der Liebe geht es zwar nicht um Leistungssport, aber wir Männer möchten Erektionen, denen wir vertrauen können.» «Letzte Nacht kuschelten Lea und

Sven unter der Bettdecke. Das prickelnde Tête-à-Tête wäre perfekt gewesen, hätte Sven nicht Probleme mit seiner Erektion gehabt, was ihm ziemlich peinlich war. Dies auch der Grund, weshalb er nicht zum Osterbrunch erschien, fürchtet er sich doch davor, Lea in die Augen zu schauen.»

Diese fünf Beispiele stammen vom Pharmakonzern «Pfizer», der solche und ähnliche in Geschichten verpackte Anzeigen in Zeitungen und Zeitschriften schaltet, um den Männern sein Medikament schmackhaft zu machen.

Was geht in Ihnen vor, wenn Sie solche Sätze lesen? Fühlen Sie sich als Mann gesehen? Ernst genommen als ganzer Mensch? Geraten Sie unter Druck?

Wenn ich das lese, empfinde ich es so, dass Mannsein auf einen steifen Penis reduziert wird. Dass dem Mann ganz klar die Rolle als «Stecher und Dienstleister» zugewiesen wird, dessen Aufgabe es ist, seine Partnerin zu befriedigen. Und das bitte schön mit seinem steifen Penis, obwohl die meisten Frauen auf diese Art gar nicht so viel orgasmisches Empfinden erleben können, wie wir gesehen haben. Und falls es mal nicht so klappt, wie es sich Pfizer offenbar vorstellt, ist es ein Grund für den Mann, sich zu schämen, weil er von der Frau verachtet würde.

Solchen und ähnlichen Bildern, lieber Mann, sind Sie Tag für Tag ausgesetzt. In Zeitungsartikeln, wo solche Bilder tagtäglich gedankenlos zementiert werden, in der Werbung, in Filmen und Fernsehserien. Und es braucht Mut und Stärke, dass Sie sich in Ihrem persönlichen Mannsein nicht davon beirren lassen. Ich möchte Sie von Herzen dazu einladen, sich mit Ihrem Mannsein auch auf eine andere Art und Weise auseinanderzusetzen.

Mann sein heisst in erster Linie Mensch sein. Und ein Mensch besteht glücklicherweise aus mehr als seinem erregten Genital. Ein Mensch möchte gesehen werden, möchte geachtet werden und möchte seine zärtlichen Energien austauschen.

Wie wir bis jetzt gesehen haben, ist Sexualität viel mehr als der blosse Geschlechtsakt. Das ganze menschliche Erleben und Empfinden gehören dazu. Aber solche Bilder wie obige tragen mit zur sexuellen Unzufriedenheit bei, weil sie unrealistische Erwartungen fördern, indem sie Fehlinformationen über Sexualität und menschliche Bedürfnisse vermitteln und veraltete Rollenmuster zementieren, statt sie zu hinterfragen und aufzulösen.

Achtung: Wenn Sie hingegen regelmässig und über längere Zeit hinweg keine Erektion haben, weder eine Morgenerektion noch beim Sex mit sich selber, ist ein Arztbesuch angebracht, denn das könnte auf das Vorhandensein einer Krankheit hinweisen. Das abzuklären lohnt sich auf jeden Fall.

Wenn Sie mit Psychologen und Sexualberaterinnen reden, werden die Ihnen in den meisten Fällen sagen, dass Erektionsveränderungen oft eng verknüpft sind mit seelischen Vorgängen. Auf diese Sprache des Penis gehe ich dann weiter unten ein. Ärzte und Pharmafirmen hingegen werden Ihnen häufiger sagen, dass das rein körperliche Ursachen habe und medikamentös therapiert werden könne.

Nun, auf der Körperebene wird Erektionsschwierigkeit oder -verlust durch Medikamente, Operationen oder bestimmte Krankheiten verursacht. In diesen Fällen können Erektionsveränderungen zwar nicht geheilt, das Symptom – die Erektionsveränderung – jedoch oft medikamentös umgangen werden. Unterschätzen Sie auch den Beitrag Ihrer vielleicht schlechten Lebensgewohnheiten nicht. Sie können einiges zur Erhaltung Ihrer Erektionsfähigkeit beitragen. Vereinfacht gesagt, hilft alles, was dazu dient, Herz und Blutgefässe gesund zu halten, auch mit, dass der Blutfluss im Penis optimal funktioniert und somit auch die Erektionsfähigkeit altersentsprechend gewährleistet ist.

Ich möchte Sie sehr dazu ermutigen, erektionsfördernde Medikamente nicht ohne Bewusstheit einzunehmen. Denn das zementiert dieses veraltete und letztlich unwürdige Männerbild gerade noch einmal. Wenn Sie diesem Bild nachrennen, statt einmal hinzuhören, wie es Ihnen als Mann geht, wie es Ihnen mit Ihrer Sexualität geht, wie es in Ihrer Beziehung geht und so weiter. Selbstverständlich ist nichts – ausser medizinischen Einschränkungen – dagegen einzuwenden, wenn Sie hie und da so ein Medikament einnehmen möchten. Dann, wenn es darum geht, sich von Herzen mit Ihrer Partnerin auch auf der genitalen Ebene zu verbinden. Aber nicht einmal dafür ist unbedingt eine Erektion erforderlich, wie Sie noch sehen werden.

## Weisheit des Penis

Aber nebst der körperlichen gibt es eben noch eine andere Ebene: die seelisch-gefühlsmässige. Und wie ich es in der Beratung erlebe, spielt die bis ins mittlere Alter bei Erektionsveränderungen eine viel grössere Rolle als die körperliche, obwohl wie gesagt Pharmafirmen und damit natürlich auch viele Ärzte das Gegenteil sagen.

In der Beratung erlebe ich immer wieder Männer, die, noch keine dreissig, von ihren Ärzten ein erektionsförderndes Medikament verschrieben bekommen. Aber das befriedigt sie offenbar nicht wirklich. Sie haben das Medikament vielleicht ein, zwei Mal genommen und dann nicht mehr. Sie möchten mehr über ihr Funktionieren als Mann erfahren oder auch über allfällige Gründe. Sie möchten mehr über sich selber herausfinden. Dann sitzt ein Mann da und ist ungeheuer mutig und öffnet mir sein Inneres. Er steht sozusagen nackt da, indem er mir von seiner Erektionsschwierigkeit erzählt. Er nimmt es in Kauf, als «unmännlicher» Mann gesehen zu werden.

Dieser Mut berührt mich jedes Mal. Dieser Mut hat für mich sehr

viel mit Männlichkeit zu tun. Und wenn wir dann ein bisschen hinschauen, in welchen Situationen er Mühe hat mit seiner Erektion, dann braucht das in den seltensten Fällen ein Medikament.
Da ist der junge Mann, sehr attraktiv und umgänglich, der es sich zum Sport gemacht hat, nach jedem Ausgang eine Frau abzuschleppen. Er lebt seine Sexualität fast ausschliesslich mit One-Night-Stands und kurzen Affären. Seit ein paar Monaten beobachtet er, dass seine Erektion nicht mehr so stabil ist, ausserdem kommt er meist sehr schnell, so dass er gar nie in seine volle Lust kommt. In der Beratung geht es darum, dass er einmal ein bisschen hinhört, was er da eigentlich tut. Ob es wirklich das ist, was er will, oder ob er einem Bild entsprechen will oder um bei seinen Kollegen als der Frauenheld zu gelten. Ich konnte ihn dazu ermutigen, ein bisschen langsamer zu schalten und einmal hinzuhören, ob sein Penis ihm allenfalls etwas mitzuteilen hat. «He, halt mal an, Mann, was tust du uns beiden da an!» vielleicht? In einem späteren Schritt habe ich ihm bei einer Massage direkt gezeigt, dass er Berührungen geniessen kann, auch ohne dass er eine Erektion haben muss, dass er sich Zeit lassen kann, dass er geniessen kann, ohne dass alles so zielgerichtet sein muss. Auch nicht bei einem One-Night-Stand.

Oder da ist der Mann, der bei kurzen Begegnungen zuverlässige Erektionen hat, aber wenn es tiefer und näher wird, bleibt sein Penis sehr oft weich. Wir kommen seiner Angst etwas näher, die hinter dieser Weichheit steht.

Oder da ist der Mann, der weich bleibt, wenn seine Partnerin unausgesprochene Erwartungen stellt. Und, und, und.

Wenn von Erektionen die Rede ist, kann man sich natürlich auch fragen: Was ist denn überhaupt ein Erektionsproblem? Bei einem Selbsttest der Firma Pfizer sind die Fragen eindeutig. «Wie oft waren Ihre Erektionen hart genug für die Penetration?» «Wie oft waren Sie bei Geschlechtsverkehr in der Lage, Ihre Erektion aufrechtzuerhalten, nachdem Sie Ihre Partnerin penetriert hatten?» «Wie schwierig ist es, beim Geschlechtsverkehr Ihre Erektion bis zur Vollendung des Geschlechtsverkehrs aufrechtzuerhalten?»

Solche Fragen setzen Männer unter Druck, wie ich immer wieder zu hören bekomme. Auch hier sind sie eben wieder, die Bilder, wie ein Mann zu funktionieren hat. Er muss hart sein, damit er die Frau penetrieren kann. Er muss hart bleiben, und er muss kommen, sonst war der Geschlechtsverkehr nicht erfolgreich. Keine Rede davon, dass auch ein Eindringen mit weichem Penis möglich ist, kein Wort davon, dass nicht der Mann einfach eindringt, sondern dass die Frau auch einlässt und aufnimmt. Kein Wort davon, dass Lust etwas Wellenförmiges ist, das kommt und geht, dass somit eine Erektion auch kommen und gehen kann und dass auch eine Ejakulation nicht unbedingt sein muss, damit der Akt «erfolgreich» ist. Eine Ejakulation ist nicht zwingende Voraussetzung zur sexuellen Erfüllung, wie wir ja schon gesehen haben. Aber das ist etwas, was sich viele Männer gar nicht anders vorstellen können, eben weil sie es nicht anders gelernt haben. Weil alles, was in der Öffentlichkeit über Sexualität zu hören ist, nur in diese eine Richtung zielt. Ein Mann hat kaum die Wahl, etwas anderes zu erleben und zu lernen, weil er gar nichts davon weiss.

Ein ganz eindrückliches Beispiel dafür, wie sehr Männer mit dem Verlust ihrer Erektion hadern können, ist das Tagebuch «Tote Hose» von Walter Raaflaub. Der Allgemeinmediziner erkrankte an Prostatakrebs und hat nach einer radikalen Operation die Fähigkeit zur Erektion verloren. Seine Sicht der Sexualität ist derart akademisch und von reiner Funktionalität geprägt, und seine Sicht der Sexualität scheint sich auf die Genitalsexualität zu beschränken, dass es mir beim Lesen tief im Herzen weh getan hat. Ich habe mich ein paar Mal gefragt, um wie viel entspannter er mit dieser neuen Situation wohl hätte lernen können umzugehen, wenn er auch um andere Aspekte der Sexualität wüsste.

Wann wird etwas zu einem Problem? Hat es nicht auch mit der Sicht, dem Blickwinkel zu tun?

Wenn Sie als Mann alle Aspekte und Spielarten der Sexualität kennen und annehmen, wird eine schwächer werdende oder ausbleibende Erektion für Sie kein wirkliches Problem sein.

Sie werden es irgendwann als das sehen können, was es sein kann: nämlich als eine Reaktion auf etwas von aussen oder in Ihrem Inneren. Auf Stress, auf das Älterwerden, auf Ihren ungesunden Lebenswandel, auf eine Krankheit, dass Sie sich viel zu wenig Zeit nehmen für Sexualität, dass Sie eigentlich gar nicht unbedingt jetzt gerade genitale Sexualität haben müssen, dass Sie zu müde sind oder was auch immer. Wenn Sie hingegen nur den Geschlechtsverkehr als Sexualität und Legitimation für körperliche und liebevoll erotische Annäherung kennen und ihn so ausüben wie in obigen Fragen suggeriert, dann haben Sie möglicherweise tatsächlich ein Problem, wenn Ihre Erektion nicht mehr ist wie früher.

Aber muss sie das denn? Es geht immer wieder vergessen, dass Sexualität ein lebenslanger veränderlicher Prozess ist. Aus irgendwelchen Gründen sollte sexuell alles immer gleich funktionieren. Jahraus, jahrein. Ob unter Stress oder in der Familienphase, bei schwerwiegenden Erkrankungen, beim Älterwerden. In Ihrem Leben passen Sie sich wahrscheinlich veränderten Gegebenheiten an. Wenn es plötzlich regnet, benutzen Sie einen Schirm; wenn Sie weniger verdienen, geben Sie weniger Geld aus; wenn Sie zunehmen, essen Sie sinnvollerweise weniger und bewegen sich mehr usw. Übersetzt auf die Sexualität könnte das heissen: Wenn Sie keine Erektion mehr haben können, geniessen Sie das erotische Zusammensein, ohne auf Penetration fixiert zu sein!

Haben Sie schon einmal daran gedacht, dass auch ein weicher Penis ein Penis ist? Wissen Sie, dass Ihr weicher Penis genauso empfindsam sein kann wie Ihr erigierter Penis? Wissen Sie, dass

Ihre Partnerin ihn auch weich in sich aufnehmen kann? Wissen Sie, dass auch ein weicher Penis fähig ist männliche Sexualenergie auszustrahlen, die von der Frau genital auch wahrgenommen werden kann? Wissen Sie, dass der Penis sich auch aufrichten kann, wenn er ohne Stress in der Frau ruhen darf? Ich möchte damit keinesfalls Ihre Erektion schlechtmachen, aber ich möchte Ihnen Mut machen, Ihren Penis auch anders einsetzen und wahrnehmen zu lernen, wenn er phasenweise oder gar nicht mehr so will, wie es das herkömmliche Bild vermittelt. Denn gerade weil Sexualität das ganze menschliche Empfinden und Erleben mit einschliesst, ist es ganz normal, dass auch Ihr Penis auf äussere und innere Gegebenheiten reagiert.

Gerade weil Sie nicht nur aus Schwanz bestehen, sondern in erster Linie Mensch sind, dürfen Sie sich ruhig hie und da etwas Zeit nehmen und einfach einmal hinhören, was Ihr Penis Ihnen sagen möchte. Er ist auch ein sehr präziser Seismograf!

## Macht der Grösse oder: Macht's die Grösse?

Dann ist da auch manchmal die bange Frage nach der Grösse. «Wie gross muss ein Penis mindestens sein, damit ich eine Frau befriedigen kann?», fragte ein 18-Jähriger. Oder umgekehrt: Ein Mann befürchtet, sein Penis sei zu gross und könnte eine Frau schockieren. Das sind Fragen, die so nicht zu beantworten sind. Es gibt Männer wie Frauen, welche die Grösse wichtig finden. Ich gebe jedoch zu bedenken, dass die Genitalien von Mann wie Frau sehr oft recht abgestumpft und empfindungslos sind, oft ausgelöst durch heftige, ejakulations- und orgasmusorientierte Stösse. Das heisst, der vermeintlich anatomisch passendste Penis wird in einer Vagina nicht viel Empfindung hervorrufen, oder der Penis wird die Massage der Vagina-Wände kaum wahrnehmen können, wenn die Genitalien abgestumpft sind. Andererseits, wenn

Genitalien empfindsam sind, spielt die Grösse kaum eine Rolle. Dann werden auch die ganz feinen Energien spürbar, die nicht nur auf Reibung und Bewegung aufbauen. Meine Erfahrung ist, dass die Genitalien über eine Art eigene Intelligenz verfügen. Und es lohnt sich und kann sehr beglückend sein, darauf zu achten und ihr auch zu vertrauen. Im Kapitel «Paar» komme ich dann darauf zurück. Natürlich kann auch durch das Anpassen der Liebespositionen die Empfindung erhöht oder vermindert werden. Ausprobieren und wahrnehmen und darüber reden. «Was spürst du jetzt, spürst du mich so, vorhin war es besser, jetzt wirst du ganz weit, jetzt fühlt es sich an, wie wenn er ganz langsam tiefer kriechen würde …».

Die Unsicherheit der Männer wird auch ausgenützt, indem allerhand Wundermittelchen, die den Penis garantiert vergrössern sollen, angeboten werden. «Mit dieser neuen Creme können Sie Ihr bestes Stück merklich vergrössern», hat ein älterer Mann in einem Katalog gelesen und möchte sie ausprobieren. «Bringt ein solches Präparat wirklich etwas?», fragte er. Ich musste ihn enttäuschen. So ein Präparat bringt laut Auskunft eines Urologen nichts. Ich kann mir vorstellen, dass so eine Creme eine Art Wärmeeffekt bringt und dadurch die Blutgefässe etwas erweitert werden. Auch eine «Wundercreme» auf Testosteron-Basis bringt nichts, da die hormonellen Zusammenhänge, die in der Pubertät zum Wachstum des Penis führen, beim erwachsenen Mann nicht mehr gegeben sind. Ausserdem sind Grösse und Form des Penis gegeben, das ist erbbedingt.

Hingegen könnte gezieltes Beckenbodentraining etwas bringen. Das würde zwar den Penis auch nicht vergrössern. Aber da der Penis zu etwa einem Drittel in diesem Muskelwerk verankert ist, kann ein Training Stärkung und Stabilität bringen.

Wenn Sie unbedingt etwas ausprobieren möchten: Mantak Chia stellt in seinem Buch «Tao Yoga der Liebe» eine Penisgymnastik vor, gepaart mit Visualisierung und Massage, die nach zwei Monaten Üben Erfolg bringen soll. Von aussen gesehen, mutet mich dieses Penis-Programm etwas brutal an, und ich kann mir vorstellen, dass es Sie gelassener macht, wenn Sie sich stattdessen mit den Jahren ganz einfach mit Ihrem Penis anfreunden, liebevoll und achtsam mit ihm umgehen und mit ihm im Dialog stehen.

## Thema Nummer 1: Erektion

Ich möchte in diesem Buch nicht auf alle Fragestellungen, mit denen ich in der Praxis konfrontiert werde, eingehen. Ich befasse mich hier mit den drei häufigsten Themen: der Erektion, dem vorzeitigen Samenerguss und dem zärtlichen Wesen Mann.

Was die Männer in diesem Zusammenhang offenbar am häufigsten beschäftigt, ist, wie wir schon oben gesehen haben, das Thema Erektion. «Was ist eine optimale Erektion?» Ja, was ist denn eine optimale Erektion? Wie schnell muss sie da sein? Wie lange muss sie ohne Pause aufrechterhalten werden können, um als optimal zu gelten? Woher haben wir die Bilder, wie ein Penis und der dazugehörende Mann funktionieren müssen?

«Wenn ich gestreichelt werde, wird er leider nur sehr langsam steif.» Dieser Satz berührt mich, und ein Bild taucht auf, wie sich der ganze Mann langsam entspannt, sich den zärtlichen Händen seiner Geliebten hingibt und wie dann auch der Penis langsam bereit ist, sich zu erheben. Das ist doch ein wunderbares Bild! Es besteht kein Grund zur Eile, denn Lust kommt und geht wie die Wellen im Meer, und Lust folgt ihrem eigenen Gesetz.

In Schulklassen erlebe ich, dass schon Knaben die Angst haben, «es» dann nicht bringen zu können. Ein grosser Teil von ihnen ist bereits geprägt von diesen Bildern, die meist den omnipotenten

Mann zeigen. Da helfen dem erwachsenen Mann nur Umdenken, echte Männergespräche und die vertiefte Auseinandersetzung mit der eigenen Sexualität, mit dem Mannsein usw. Diese Auseinandersetzung kann zwar sehr schmerzhaft, aber auf die Dauer heilsam sein. Und warum sich nicht der Weisheit des Penis überlassen? Vielleicht weiss er viel schneller und besser, dass der Mann in diesem Moment eigentlich gar nicht wirklich Lust auf Sex hat, sondern nur glaubt, «es» bringen zu müssen.

Als weiteres Beispiel ein Mann, der endlich, nach längerer Zeit allein, eine ganz tolle und sexuell sehr aktive Frau gefunden hat. Aber sein Penis macht immer wieder schlapp, und beide versuchen ihn mit allen Finessen sofort wieder aufzustellen. Der Penis redet eine Sprache, die nicht auf Anhieb verstanden wird. Statt einfach zu verweilen und zu hören bzw. hinzuspüren, was er zu sagen hätte, versuchen sie ihn zu überlisten, weil sie ja zu wissen glauben, wie er zu funktionieren hat. Aber was spräche denn dagegen, beispielsweise ein Weilchen weich und ohne Stress in der Frau zu ruhen, bis er sich aufmacht, auf der nächsten Welle der Erregung zu surfen? Aber da beide ja auf den Orgasmus hinarbeiten müssen, liegt dieses Verweilende gar nicht drin.

Kann es sein, dass da Ängste sind? Vielleicht vor dem Weiblichen generell oder die Angst, dieser tollen Frau nicht genügen zu können? Das würde ein Penis möglicherweise lange vor dem Mann merken und entsprechend darauf reagieren.

• **Experiment:** Die gleiche Sprache sprechen – **Zwiegespräch mit dem Penis**

Nehmen Sie sich hie und da Zeit, und setzen Sie sich entspannt hin. Am besten sind Sie dabei nackt. Nehmen Sie Ihren Penis in beide Hände, und atmen Sie einfach tief und ruhig, und achten Sie auf die Gefühle, die entstehen. Halten Sie Zwiesprache mit

Ihrem Penis. Fragen Sie, was er sich wünscht oder wie er sich von Ihnen behandelt fühlt usw.

Schauen Sie ihn auch wieder einmal genau an. Sie dürfen ruhig stolz sein auf Ihren Penis, das gehört zum männlichen Wesen und hat mit Prahlerei nichts zu tun. Erinnern Sie sich daran, wie Sie als kleiner Junge stolz Ihren kleinen Pimmel überall vorzeigen wollten? Wie wurde darauf reagiert, wurde er gesehen? Wurden Sie als kleiner Mann gesehen? Oder suchen Sie noch heute unbewusst die Bestätigung: «Ja, es ist richtig, dass Männer einen Penis haben, und sie dürfen stolz auf ihn sein»? Haben Sie Ihrem Penis schon mal einen Namen gegeben? Wenn Sie so hinhören, was er für Sie bedeutet, wie würden Sie ihn nennen? Jadehammer oder Freudenkeil oder ...? Wie fühlt er sich an, so ruhig in Ihrer Hand? Hören Sie dabei auf die Antworten des Penis und nicht auf die Flüsterer in Ihrem Kopf.

Oder nennen Sie Ihren Penis immer noch «Pimmelchen» oder «Schnäbeli»? Dann setzen Sie sich jetzt sofort mit sehr gerader Haltung auf die äusserste Stuhlkante, nehmen dieses «Pimmelchen» in beide Hände und sagen laut und deutlich «Schwanz». Wie fühlt sich das an? Es ist mit Bestimmtheit angebrachter als das «Pimmelchen», denn Sie sind Mann und nicht mehr Knabe. Spielen Sie alle möglichen und unmöglichen Ausdrücke durch, und achten Sie dabei immer auf Ihr Empfinden.

Wenn ich in der Praxis dieses Experiment vorschlage, sind die Männer im ersten Moment ein bisschen erstaunt, aber dann machen sie sich mit Experimentierlust an die Aufgabe. In der Regel macht es ihnen Freude, mit ihrem Penis zu kommunizieren und ihn zu benennen, und es stärkt ihr Selbstverständnis als auch sexueller Mann.

Manchmal möchten Männer wissen, wie sie den Geschlechtsverkehr trainieren können, aus Angst, dass sie ihn in einer Zeit ohne

Partnerin verlernt haben, oder nach einer Zeit, wo sie Sexualität hauptsächlich mit Prostituierten gelebt haben.

Da braucht's nicht in erster Linie ein Training, sondern ein Umlernen. Denn wer sich meist schnell selber befriedigt oder schnell eine Prostituierte besucht, eignet sich etwas an, was in einer sexuellen Liebesbeziehung nicht unbedingt gefragt ist. Da kann es gut sein, dass der Penis am Anfang einer neuen Beziehung nicht viel spürt, beispielsweise wenn er in einer weichen, entspannten Vagina sein kann und so wenig Reibung oder Druck bekommt. Dann ginge es nicht in erster Linie darum, den Geschlechtsverkehr zu trainieren oder den Druck und die Reibung zu erhöhen, ganz im Gegenteil, es ginge darum, den Penis für feinere, auch weniger zielgerichtete Berührungen und Bewegungen sensibel zu machen.

Wenn in dieser Situation eine Beziehung eingegangen wird, kann es angebracht sein, die Penetration vorerst wegzulassen und sich ohne Druck allen anderen Spielarten der körperlichen Liebe zu widmen. Vor allem den ziellosen Berührungen. Schauen Sie sich dabei in die Augen, und atmen Sie gemeinsam. Durch diese Präsenz und Berührungen wird der ganze Körper mit der Zeit aufnahmefähiger und durchlässiger für alles, was zwischen zwei Liebenden auch noch fliesst. Aber üben Sie das auch für sich allein, indem Sie die zielgerichtete Selbstbefriedigung hie und da durch sexuell absichtslose Selbstliebe ersetzen.

Eine ältere Frau schilderte mir mal aus ihrer Sicht die Not der Männer mit ihrem Penis: «Warum haben Männer nur immer solche Probleme mit ihrem Penis? Die meisten prahlen, wie gross und wie stark er ist. Dabei vergessen sie eigentlich das Allerwichtigste: den Menschen, der dranhängt! Warum begreifen das die meisten nicht? Für eine Frau ist es viel wichtiger, ganz einfach in den Arm genommen zu werden, seine Wärme, seine Zärtlichkeit zu spüren. Und nur wenn diese Berührungen auf den ganzen Körper ausstrahlen, führt das dann unweigerlich zur Intimität.

Und wenn sein bestes Stück dann halt einmal nicht stehen will, ist das wirklich so wichtig? Es kann so viele Gründe dafür geben.»

Ja, Männer haben oft ihre liebe Not mit ihrem Penis. Erigiert gilt er im Allgemeinen als Männlichkeit schlechthin, wie wir oben gesehen haben. So definieren viele Männer – und auch Frauen – Mannsein über einen erigierten Penis. Und dann passiert das, was diese Frau beobachtet: Der Mensch, der dranhängt, bleibt auf der Strecke.

Merkwürdigerweise wird aber genau dieser Aspekt des Mannseins dauernd auch abgewertet. Sprüche wie «Männer sind schwanzorientiert oder denken mit dem Penis» machen das deutlich. Solche Sprüche sind auf einer tieferen Ebene verletzend und werten die Männer ab. Wenn wir nur schon das Bild des Penis vor uns sehen – hervorstehend – und seine Bedeutung als Zeugungsorgan – gebend – dann deutet das darauf hin, dass er auch gesehen werden will. Idealerweise geschähe das bereits beim kleinen Knaben, aber da das nur mit wenigen Ausnahmen ideal gespiegelt wird, ist auch der erwachsene Mann immer wieder auf diese Spiegelung angewiesen. Die krankhafte Form dieses frühkindlichen Mankos äussert sich in Exhibitionismus. Dabei werden Unbeteiligte dazu missbraucht, ihn sehen zu müssen. Ich habe es schon erlebt, dass sich dieses krankhafte und missbrauchende Verhalten aufgelöst hat, nachdem der Mann eine Zeit lang immer wieder wirklich gesehen wurde. Dieses Gesehenwerden hat noch eine tiefere Dimension, darauf komme ich dann im Kapitel «Frau» zu sprechen.

Eine Frau, die auch den Penis ihres Partners mit Wertschätzung sieht, achtet und wertschätzt damit auch seine sexuelle Identität als Mann und sein sexuelles Wesen, also einen wichtigen Aspekt des Mannseins, des Menschseins. Und bedenken Sie als Frau auch, welch einen Spagat ein Mann in unserer Gesellschaft diesbezüglich täglich zu vollbringen hat:

Im Schlafzimmer muss er stehen, aber wenn er steht, ist der Mann schwanzorientiert.

In der Öffentlichkeit soll er hingegen unsichtbar bleiben, obwohl unsere Umwelt voller Reize ist, die es darauf abgesehen haben, ihn zum Stehen zu bringen. Und so wundert es mich nicht, dass Männer nicht nur einfach Freude haben an ihrer Fähigkeit zur Erektion.

Auch Frauen haben oft ihre liebe Not mit dem Penis. Einerseits haben auch sie das oben beschriebene Männerbild verinnerlicht, und sie betrachten eine Erektion oft als sichtbaren Beweis ihrer eigenen Attraktivität.

Andererseits ist der Penis für viele Frauen im erigierten Zustand eine Art Bedrohung und sozusagen der sichtbare Beweis dafür, dass Männer immer nur das Eine wollen. Aus Angst, dass es jetzt sofort zu einem Geschlechtsakt kommen müsste, zu dem sie aber im Moment gar nicht bereit sind, verschliessen sich viele Frauen und weisen den Mann ab. Das ist eines der Missverständnisse zwischen Mann und Frau: Eine Erektion heisst noch lange nicht, dass wirkliche Lust oder wirkliches Begehren da ist oder dass es jetzt gleich zur Penetration kommen müsste. In der Paarberatung erlebe ich es oft, dass der Mann der Frau diesen Sachverhalt so bestätigt, aber sie lässt sich um keinen Preis von ihrem Glaubenssatz abbringen. «Du willst immer nur Sex. Ich sehe es ja.»

Eine Erektion kann auch ganz einfach als normale körperliche Reaktion wahrgenommen werden, die nicht viel mit sexuellem Begehren zu tun haben muss, bzw. eine Erektion ist längst nicht immer der Startschuss zum Geschlechtsverkehr. Und eine Erektion kann sich so schnell auch wieder legen, wie sie auferstanden ist.

Nebst anderem möchte ich genau das mit meinen Massagen spürbar machen: Gelassenheit im Umgang mit dem Penis und mit Erektionen ist möglich. Wenn ich massiere, ist der Intimbereich in der Regel nicht zugedeckt, und falls sich etwas regen sollte, nehme ich es wahr. Ich nehme ihn wahr. Der Mann ist gesehen, mit allem. Mit meiner wertschätzenden inneren Haltung gebe ich dem Mann zu spüren: Es darf so sein. Und nur schon dieses «Ich sehe dich, es darf sein» kann für einen Mann je nach seiner Geschichte sehr heilsam sein.

Und weil ich von diesem Mann nichts will, ich will ihn ja weder erregen noch befriedigen, und er muss mir auch nichts beweisen, kann er sich in seinem allfälligen Erregtsein auch wieder entspannen und spüren: «Ach ja, da muss ja gar nichts weiter sein, es ist gut so, wie es ist.»

Ich habe von vielen Männern gehört, dass sie sich nicht mehr in eine klassische oder ähnliche Massage getrauen, weil ihr Körper in der Entspannung des Massiertwerdens eben mit einer Erektion reagiert. Und weil Massierende das oft nicht gerade wertschätzen, sondern sich dadurch vielleicht auch beschmutzt oder missbraucht fühlen können, ist es den Männern peinlich, oder sie schämen sich für diesen natürlichen körperlichen Vorgang, der je nach Erregbarkeit des Mannes schneller oder weniger schnell in Gang kommen kann.

Natürlich spielen auch Gedanken und Fantasien eine Rolle. Wenn ein Mann während der Massage erregende Bilder abruft oder in Fantasien schwelgt, dann reagiert der Körper schneller mit einer Erektion, als wenn er nur seine Empfindungen und seinen Atem wahrnimmt. Und je mehr er sich auf seine Erektion konzentriert, desto schwerer fällt es ihm, die auch wieder ziehen zu lassen.

Wenn Sie sich als Mann jedoch diese Gelassenheit aneignen können: «Erregung kommt und geht wie Wellen im Meer», sind Ihre sexuellen Handlungen nicht diktiert von Ihren Erektionen, sondern Sie können sie auch einfach zur Kenntnis nehmen und wieder ziehen lassen oder die damit verbundenen Gefühle ganz einfach auskosten und geniessen, genauso wie Sie sich zu gegebener Zeit auch freudig und lustvoll mit Ihrer Partnerin verbinden oder sich selber verwöhnen können.

Ich habe in einem Vortrag den Satz gehört: «Was wäre, wenn Frauen den Penis ihres Mannes als ausgestreckte Hand wahrnehmen könnten?» ... und ihn vielleicht hie und da einfach nur ruhig in ihrer Hand halten würden? Ich bin zutiefst davon überzeugt, dass dann ganz viel Heilsames zwischen Mann und Frau geschehen könnte. Wenn ein Mann spürt, dass sein Penis als ein Teil seines Mannseins geachtet und dass seine Erektion mit Wohlwollen wahrgenommen wird, auch wenn jetzt nicht gerade Lust auf genitale Sexualität da ist, hat er es gar nicht mehr nötig, damit zu prahlen, ihn exhibitionistisch vorzuzeigen oder sich sein vermeintliches Recht bei der Frau einzufordern. Dann werden Gelassenheit im Umgang mit dem Penis und ein natürlicher Stolz auf das Phallische möglich, und der Mann hat alle Zeit der Welt, um seine Frau zu wärmen, bis auch sie von Herzen bereit ist.

## Thema Nummer 2: Vorzeitiger Samenerguss

Das zweite grosse Thema in der Männerberatung ist der vorzeitige Samenerguss. Statistiken sagen, dass jeder fünfte Mann davon betroffen ist. Von vorzeitiger Ejakulation spricht man, wenn es kurz vor, während oder kurz nach dem Eindringen zu einer Ejakulation kommt. Der Mann empfindet dabei sehr oft keine oder nur schwache orgasmische Gefühle, er ist also oft nicht wirklich befriedigt. «Es ist ein Gefühl, wie wenn da noch jemand anderer wäre. Ich bin eigentlich jeweils noch überhaupt nicht so weit, aber schon kommt es mir», beschreiben es mehrere Männer. Viele davon betroffene Männer wissen nicht: Ejakulieren oder nicht ist auch eine Frage eines Entscheides. Das kann gelernt bzw. muss umgelernt werden und kann ein längerer Prozess sein, je nachdem, wie lange dieses Problem schon besteht, in welchen Situationen es auftaucht usw.

Ein Mann, der schnell kommt, ist oft nicht präsent bei seiner eigenen Lust. Er ist mit seinen Fantasien, Bildern und Ideen von Sexualität beschäftigt oder dann derart auf sein Gegenüber konzentriert, dass er seine Empfindungen und seinen Körper kaum wahrnimmt. Es findet quasi eine Spaltung zwischen Kopf und Körper statt, so dass die Lust den Körper nicht wirklich erreichen und sich dort weder entfalten noch vom Mann gehalten und genossen werden kann. Sie verpufft mit einer schnellen Ejakulation.

Hat er sich in jungen Jahren das schnelle Kommen angeeignet, weil das Masturbieren verboten war, so kann er das als Erwachsener umlernen.

Wenn vorzeitiger Erguss nur mit einer bestimmten Partnerin auftritt, könnten auch sexueller Missbrauch, sexualisierte Gewalt oder sexuelle Übergriffe, die sie erlebt hat, ein Grund dafür sein. Frauen, die solche Verletzungen auf einer tieferen Ebene nicht heilen konnten, möchten «es» schnell hinter sich bringen. Das kann sich auf den Mann übertragen, indem es vom empfindsamen Penis wahrgenommen wird.

Partnerinnen von Männern mit vorzeitigem Samenerguss können ihren Mann unterstützen. Aber oft geschieht das Gegenteil. Sie steigt ins Spiel mit ein. Im Wissen darum, dass er schnell kommt, gewöhnen sich viele Frauen an, auch schnell zu sein. Sie versuchen verzweifelt in ihre Lust zu kommen, indem sie heftig stöhnen und sich winden, kurz: das Bild der leidenschaftlichen Frau verkörpern. Das überträgt sich auch auf den Mann, und er kommt nicht nach ob all der wahnsinnigen Reize. So sind viele Partnerinnen selber nicht wirklich in ihrer Lust. Sie können wohl einen Orgasmus erleben, wenn der Mann sie oral oder manuell stimuliert, aber sich so richtig auszudehnen und zu geniessen und zu schwelgen ist für sie auch nicht möglich. Das ist keinesfalls eine Schuldzuweisung an die Frauen, sondern damit will ich lediglich einen möglichen Teufelskreis aufzeigen. Wenn ein Paar darum weiss, kann es ein paar Gänge runter schalten, sich Zeit lassen, ziellos werden, das Geniessen lernen usw.

Es kann eine Hilfe sein, die Sinne zu schärfen. Mit allen Sinnen das Gegenüber zu kosten und zu kosen, aber auch die eigenen Empfindungen wahrzunehmen, hilft der körperlichen Präsenz auf die Sprünge. Wie sieht mein Gegenüber aus, und was empfinde ich dabei? Wie genau fühlt sich Haut an, Haar? Gibt es rauere Stellen? Wie tönt es, wenn Haut Haut berührt usw. Das ist eine Entdeckungsreise, und dabei geht es nicht ums Kommen oder Nichtkommen. Es geht ums Geniessen. Wache Sinne helfen mit, dass Bilder und Fantasien nicht so viel Raum einnehmen. Wenn Sie also bemerken, dass der Kopf schon wieder so voll ist, kommen Sie zurück zu den Sinneseindrücken. Schauen Sie bewusst, riechen Sie bewusst usw.

Ein weiterer Baustein ist Körperarbeit. Gemeint sind aber nicht die mechanischen Bewegungen im Fitnesscenter, sondern wildes Tanzen, Kämpfen, Stampfen, Schreien usw. Sich spielerisch den etwas urwüchsigeren Seiten des Mannseins zu nähern, hat schon manchem Mann zurück in den Körper geholfen. Das Gefühl, im Alltag, im Leben seinen Mann zu stehen, kann hier durchaus auch bildlich verstanden werden:

«Ich bin ein Mann! Hua! Dazu gehört auch meine Erektion! Meine starke riesengrosse Erektion. Brüll! Und es macht Spass, die so riesengross und steinhart vor mir her zu tragen! HoHo! Die will ich so geniessen! Die darf so sein! JAAA! Und ich will damit meine Frau streicheln und locken! HoHoHo! Wenn sie dann bereit ist, soll mein Zauberstab jede kleine Falte und Furche ihrer wunderbaren Blüte kosen! Ganz langsam! Ganz zart in seiner ganzen Härte! JAAAA! Mein Schwengel soll innehalten, damit ihm auch nichts entgeht. Mein Luststängel soll jede ihrer Regungen mitkriegen. Mein Lustkeil soll in ihr tanzen. Dazu bleibe ich ganz präsent! HoHo! Ich will das Pulsieren meines Jadehammers spüren. Ich will spüren, wie sich meine ganze Hammerkraft in meinem Körper verteilt! Hua! Ich will das so! Ich will sie eine Stunde kosen! Und noch eine und will mich spüren und sie spüren! Brüllll! Mein Lingam massiert ihre Jadepforte und berührt ihr verborgenes Seelenmoor ...»

Was ist? Ein bisschen peinlich?

Nehmen Sie eine Traurigkeit wahr? Oh ja, ich weiss, das ist die grosse Sehnsucht, aufgenommen zu sein. Aber auch die Sehnsucht, so richtig zu geben und bei der Frau präsent zu sein. Aber als Mann müssen Sie lernen, Ihre Kraft und Stärke auch auszuhalten. Ihre Lust aushalten. Ihre Gefühle aushalten.

Ein weiterer Schritt auf diesem Weg ist es, den eigenen Körper und seine Reaktionen zu erforschen. Lernen Sie das Empfinden kurz vor der Ejakulation kennen. Am Anfang ist es hilfreich, bei wenig Erregung, also noch lange bevor dieser Punkt erreicht ist, den Körper mit ein paar tiefen Atemzügen zu entspannen und die Stimulation schwächer werden zu lassen oder ganz zu unterbrechen. Legen Sie dabei die Aufmerksamkeit auf Ihren Beckenboden und nicht in den Penis. Um ein Gefühl dafür zu bekommen, massieren und berühren Sie auch Ihren Damm, vor allem die Partie kurz nach dem After, dort wo im Körperinnern Ihre Prostata liegt. Da der Penis im Beckenboden verankert ist, können Sie von dort ausgehend sozusagen Ihre Erregung stabilisieren. Stellen Sie sich eine Faust vor, die Ihre Erregung, Ihre Kraft stabil umschlossen hält, so dass nichts auslaufen kann. Da es schwierig ist, sich vorzustellen, wie Erregung festgehalten wird, stellen Sie sich vor, wie die Faust Ihre Prostata umschliesst. «Meine Kraft steckt im Beckenboden, dort halte ich sie, und von dort lasse ich sie hochsteigen.»

Wiederholen Sie dieses Auf und Ab der Erregung jeweils mehrmals. Mit der Zeit werden Sie die Erregung besser aushalten und auch geniessen können. Legen Sie jedoch Ihre ganze Aufmerksamkeit auf Ihr Empfinden, und vermeiden Sie Fantasien und Bilder. Hier geht es nur um Sie.

Spürt Ihre Hand den Penis, wenn sie ihn streichelt? Was spürt sie? Und spürt auch Ihr Penis die Hand, die ihn streichelt? Was nimmt er wahr? Welcher Körperteil spürt mehr, die Hand oder der Penis? Spürt die Hand den Puls im Penis? Spürt der Penis den eigenen Puls?

Das Selbstliebe-Experiment können Sie gut mit dieser Entdeckungsreise verknüpfen und auch die Zwiesprache mit Ihrem Penis.

Es gibt Männer, die mit diversen Drucktechniken Erfolg haben. Das muss mann ausprobieren. Zusammen mit der Partnerin sind die sehr anspruchsvoll und oft mehr frustrierend denn befriedigend. Ich kann die nicht wirklich empfehlen. Dann gibt es Therapeuten, die mit Hypnose arbeiten, oder andere, die Medikamente einsetzen. Was für Sie richtig ist, was Sie anspricht, hat auch damit zu tun, was Sie mit Ihrer Sexualität wollen.

## Porno traumatisiert

Auf dem Weg zur eigenen Sexualität gilt es, ganz viele Bilder zu verabschieden. Und da wir in einer sexualisierten, pornografisierten Gesellschaft leben, ist das nicht ganz einfach. Denn Bilder, Texte, Verhaltensweisen usw., mit denen wir tagtäglich konfrontiert sind bzw. bombardiert werden, werden zur Normalität, und sie werden weder hinterfragt und schon gar nicht mehr grundsätzlich in Frage gestellt.

Mich erschüttert es immer wieder, wie fahrlässig unsere Gesellschaft mit den Phänomenen Porno und Prostitution umgeht. Vergewaltigungsszenen als Modewerbung, Werbung für Swingerclubs auf öffentlichen Plakaten, die verfügbare Frau auf dem Spielkasinotisch, Coiffeursalons, die in ihren Schaufenstern Plakate hängen haben, die auch als Werbung für SM-Filme durchgehen könnten, Tageszeitungen, die im Sommerloch Pornofilme besprechen, als wären es Studiofilme usw.

Ich möchte betonen, ich habe nicht in erster Linie moralische Bedenken, sondern ich möchte einfach die menschliche Kehrseite dieser Milliardenindustrie zeigen, das menschliche Drama, das sich dahinter verbirgt. «Leben und leben lassen, wer nicht betroffen ist, braucht sich doch nicht daran zu stören, jedem das seine ...» Solch vermeintlich tolerante Haltung kann ganz schnell auch Gleichgültigkeit heissen, und sie verkennt die Tatsache, dass wir alle schon längst nicht mehr vollumfänglich ausweichen können.

Sie haben bestimmt schon Haut berührt. Warm, lebendig, empfänglich. Wissen Sie auch, wie sich traumatisiertes Gewebe anfühlt? Starr, kühl, einsam, traurig, unnahbar. Dahinter ein Mensch, der aus irgendeinem Grund buchstäblich nichts mehr an sich heranlässt. Auch nicht das, was er am meisten brauchen würde: Zuwendung, Anteilnahme, Zärtlichkeit. «Mein Körper ist wie tot. Gefühllos. Ich spüre nichts mehr, wenn ich ihn berühre. Wenn ich mit meinem Exmann Sex hatte, schwebte ich über mir und konnte zuschauen, was mein Körper über sich ergehen liess», erzählt eine Frau in den Dreissigern, die mit einem sexsüchtigen Mann (Internet/Prostitution) verheiratet war. «Da ist nur noch Ekel, wenn mein Mann mich berühren will. Mein Körper erstarrt. Ich bin nicht gemeint mit diesen Berührungen», erzählt eine andere Frau, deren Mann regelmässig Prostituierte besucht. «Überall diese Weiber, und mein Mann geifert denen nächtelang nach. Mein Körper ekelt mich, ich fühle mich als Frau abgewertet durch dieses Zur-Schau-Stellen alles Intimen», erzählt eine Frau Mitte vierzig, deren Mann ganze Nächte im Internet verbringt. Eine 60-Jährige: «Mein Mann hat die Realität verloren. Auf der Strasse oder im Tram schaut er Frauen an, wie wenn er vor dem Computer hocken und sich von Frau zu Frau klicken würde. Er ist dann auch kaum ansprechbar, denn ich störe seinen Film. Aber zu Hause fällt er über mich her. Mein Körper ist tot. Kein Empfinden, nur Starre.» Auch ihr Mann besucht Salons und surft nächtelang.

Vier Beispiele aus meiner Praxis. Tendenz dank Internet rasant zunehmend! Auch wenn eine Frau vom Treiben ihres Partners lange keine Ahnung hat, ihr Körper – oder ihre Seele? –scheint es zu wissen und darauf zu reagieren. Eine Realität, über die in der heutigen Pornogesellschaft kaum jemand spricht: Porno kann traumatisieren. Und zwar die Partnerinnen ebenso wie die konsumierenden Männer.

Männer machen sich etwas vor, wenn sie glauben, ihr Porno- und Prostituiertenkonsum liesse sich problemlos vom Sexualverhalten zu Hause trennen.

Unser Sexualverhalten ist uns nicht einfach in die Wiege gelegt. Wir eignen es uns wie gesagt über die Jahre mehr oder weniger unbewusst an. Es ist die Summe all dessen, was wir über dieses Thema gelesen und gehört, was wir gesehen haben. Dazu kommen dann noch die gemachten Erlebnisse und Erfahrungen, die solche Bilder oder eben das sexuelle Verhalten mehr oder weniger zementieren. Wer sich nächtelang im Internet tummelt oder seine Triebe regelmässig bei sich prostituierenden Frauen stillt, wird auf eine ganz bestimmte Art geprägt.

Zu wissen, dass über 90 Prozent der Frauen, die sich prostituieren, Gewalt und/oder Missbrauch, sexualisierte Gewalt oder sexuelle Übergriffe erlebt haben, beleuchtet die Sache noch zusätzlich. Ihre oft angepriesene «Naturgeilheit» ist also keineswegs natürlich, sondern da wurden irgendwann subtil oder auch ganz brutal Grenzen niedergetrampelt, die sie auch selber nicht mehr wahrnehmen können. Ausserdem orientiert sich ihr Arbeitsverhalten an der Pornografie. Männer lernen also bei traumatisierten und pornografisierten Frauen ein Sexualverhalten, das sie selber wie auch ihre Partnerinnen traumatisieren kann.

Und das scheint mir ganz folgerichtig, denn wenn wir uns vor Augen halten, was Sexualität überhaupt ist und was sich zwischen Mann und Frau abspielen könnte, werden wir verstehen, dass Pornografie kein anzustrebender Lifestyle ist, sondern Mord. Seelen- und Körpermord einer ganzen Gesellschaft. Mann und Frau reagieren darauf mit Anzeichen von Traumatisierung. Oder was ist es denn anderes, wenn Gefühle und Körperempfindungen nicht mehr wahrgenommen werden, Kopf, Körper und Gefühlsbereich voneinander abgetrennt sind? Und zwar nicht nur bei den eingangs zitierten Frauen, sondern auch bei den Männern selber.

«Ich will mich ja nur sexuell ausleben», ist ein Satz, den ich oft zu hören bekomme. Nur, was heisst denn überhaupt dieses viel zitierte «Sich-sexuell-Ausleben»? Wenn man genauer hinschaut, heisst das doch «Porno-Nachspielen», denn diese allgegenwärtigen Bilder prägen die Vorstellung von Sexualität.

Dieses Trennen von Körper, Geist und Gefühlen hat zur Folge, dass gewisse menschliche Grenzen sich auflösen. Wenn nur noch die Geilheit regiert, lösen sich beispielsweise das Mitgefühl, die Anteilnahme für sich selber und natürlich auch für ein Gegenüber mit der Zeit auf. «Was ist mein tiefstes Bedürfnis, das ich mit der Sexualität befriedigen möchte? Mit welcher Haltung und Wertschätzung möchte ich als Mann berührt werden? Wie möchte denn meine Frau berührt werden? Was braucht meine Frau wirklich, um in ihre Lust zu kommen? Was muss sein, damit meine Frau mich ganz und auch ganz bewusst in sich aufnehmen kann, so dass ich als Mann auch wirklich und ganz und gar geben kann?» usw.

Antworten darauf werden im Porno bzw. in den pornografisierten Bildern der Sexualität gesucht, statt sie miteinander zu erkunden. Aber:

Pornografie berücksichtigt nur einen winzigen Teil des Menschseins, darum vermag sie auch nur eine temporäre Geilheit zu stillen, aber nicht nachhaltig zu sättigen. Und wie es so ist: Wer nicht satt wird, muss ständig weiter essen.

Meine Erfahrung und Beobachtung zeigen, dass Berührungen und sexuelle Handlungen mit der Zeit die Qualität von sexuellem Missbrauch bekommen können, wenn damit nicht wirklich das Gegenüber gemeint ist. Das heisst, wenn das Begehren dem Kopf entspriesst statt dem Herzen. Wenn das Gegenüber dazu benutzt wird, sich sexuell abzureagieren. Wenn der Kopf in Fantasien, Bildern und Szenen schwelgt, während der Körper etwas mit einem realen Gegenüber tut. Wenn die Berührungen und Handlungen nur noch zielgerichtet sind.

Ein Teufelskreis entsteht: Da ist die Frau, deren Körper sich zunehmend verschliesst, starr und empfindungslos wird, weil sie im obigen Sinne missbraucht wird bzw. sich missbrauchen lässt. Und da ist der Mann mit seiner Bedürftigkeit, seinem Getriebensein, seiner Verzweiflung darüber, dass er den Zugang zur Frau nicht mehr findet, obwohl er doch all die Griffe und Handlungen tut, die ein Mann tun muss. Er lebt fast nur noch in der Fantasie, und auch er nimmt seinen Körper und seine wirklichen Bedürfnisse immer weniger wahr.

Auch die Frau leidet, weil sie ihren Mann nicht mehr erreicht, aber auch sie sucht die Antworten im pornografisierten Verständnis der Sexualität. Immer wieder versucht sie Lust zu empfinden, sich ihm hinzugeben, sie will tabulos sein, sie ist oft auch bereit, ihn in Swingerclubs, zu Erotikwochenenden und ähnlichen Anlässen zu begleiten. Aber es geschieht immer noch nichts. Ausser Scham und noch grösserer Verzweiflung, die sie ihm aber nicht zumuten will, denn sie versteckt das, was ihm vermeintlich nicht gefallen könnte. Aber ihre und auch seine tiefste Sehnsucht ist es doch, gesehen und geliebt zu werden, so wie sie sind. Also auch mit Scham, mit Lustlosigkeit, mit grenzenloser Geilheit, absurden Fantasien usw.

Die Trümmerlandschaft, welche die konsumierte Sexualität hinterlassen kann, wird normalerweise lange schöngeredet. Aber in meiner Arbeit wird sie ganz schnell sicht- bzw. spürbar, weil ich die Menschen auch berühre.

Meiner Ansicht nach ist Berührung auch ein guter Weg, um traumatische Gewebe- und Gefühlserstarrung aufzulösen und verlorenes Empfinden wieder zu wecken, und eben auch, um die ureigene Sexualität zu entdecken, statt Porno nachzuspielen.

Aber Mann und Frau müssten in erster Linie lernen, sich einander zu offenbaren, auch mit ihren vermeintlich unzumutbaren Aspekten. Mann und Frau müssten lernen, bei sich selber hinzusehen: «He, was tu ich da überhaupt, ist das wirklich das, was ich will, ist es das, was mich nährt?» Frauen müssten selbstverantwortlich handeln und sich nicht mehr missbrauchen lassen. Männer müssten lernen, ihren Körper und ihre Empfindungen zu erforschen, so dass sie von Herzen geben und ihre Frauen für deren Hingabe achten und lieben können.

## Thema Nummer 3: Liebevolle, zärtliche Männer

Heute scheint es gerade modern zu sein, dass Männer und Frauen auf zwei verschiedenen Planeten leben. Oder Freud wird zitiert, dass schon er nicht wusste, was das Weib eigentlich wolle. Sprachforscherinnen betonen die Unterschiede der Männer- und Frauensprache usw. Ich möchte hier in ein ganz anderes Horn stossen und eher darauf hinweisen, dass die Welten und Planeten nicht gar so unterschiedlich sind. Das erlebe ich fast täglich in der Beratung, das erfahre ich durch Zuschriften. Und meines Erachtens wäre es heilsamer für Mann wie für Frau, wenn sie sich auf das Gemeinsame besinnen würden: das tiefe Sehnen nach Nähe, Zärtlichkeit, Anteilnahme oder die Sehnsucht danach, gesehen und geachtet zu werden, so wie sie sind. Das Andersartige, das, was ein andersgeschlechtliches Gegenüber ja auch so anziehend machen kann, gilt es anzuerkennen, zu achten und als andersartig einfach stehen zu lassen.

Wie ich schon oben beschrieben habe, lassen sich Frauen beispielsweise sehr oft um keinen Preis von ihrem einmal erlernten Glaubenssatz abbringen: «Männer wollen immer nur das Eine.» Das ist eine trennende Kluft. Hören wir den Männern doch endlich zu und lernen, dem, was sie sagen, auch zu glauben, nehmen wir sie beim Wort! «Ich leide darunter, dass ich zu wenig Zärtlichkeit bekomme. Ich habe die Erfahrung gemacht, dass es den Männern fast immer nur um das Eine geht und dass Männer schnell ein bisschen an den ‹strategischen Körperstellen› fummeln, um dann zur Sache zu kommen. Was kann ich als Frau machen, wenn die Männer so anders ticken?», schrieb eine bald 50-jährige Frau. Was gibt ihr die Gewissheit, dass Männer derart anders ticken? «Als Mann mache ich immer wieder die Erfahrung, dass Frauen Zärtlichkeit gar nicht annehmen können. Ich möchte sie einfach nur streicheln, ihre Schönheit bewundern und das einfach geniessen. Aber es ist so oft Abwehr spürbar», schreibt ein gleichaltriger Mann.

Natürlich gibt es den oben beschriebenen «Strategiker», aber läge es nicht an der Frau, ihn zu führen und dieses «Strategische» gar nicht erst zuzulassen, wenn sie es schon nicht mag?

Diese beiden Aussagen sind nicht etwa zwei Einzelbeispiele, es sind etwa gleich viele Frauen, die sich über die unzärtlichen Männer beklagen, wie Männer über Frauen, die ihre Zärtlichkeit gar nicht wirklich annehmen können. Und Männer wie Frauen leiden darunter. Das ist doch himmeltraurig! Da scheint ein riesengrosses Missverständnis vorzuliegen.

Generationen von Frauen und Männern sind mit dem Glaubenssatz aufgewachsen: «Männer wollen nur das Eine.» Solche Sätze sind prägend. Für Männer, indem sie ihre zärtlichen Energien oft nicht wirklich entwickelt haben, weil ihnen nur das Eine zugestanden wird. Für Frauen, indem sie eine Art Schicksalsergebenheit entwickelten und das halt so hinnahmen. Gleichzeitig prägte sich das Bild ein, nur ein Mann, der so richtig zügig zur Sache geht, ist ein richtiger Mann. Dann kam die Zeit, wo auch Frauen ihre genitale Befriedigung forderten und Männer lernten, dass sie eine Frau vor dem Eindringen stimulieren müssen. Bei vielen Paaren blieb in der Folge Berührung bzw. Zärtlichkeit solcherart reduziert auf diese oben als «strategisch» beschriebenen Berührungen. Solche zielgerichteten Berührungen mögen im besten Fall wohl erregen, gehen jedoch am Wesen der Zärtlichkeit und Sexualität vorbei.

Dazu kommt, dass dadurch viele Männer ihre eigenen Bedürfnisse gar nicht mehr wahrnehmen und formulieren können: «Für mich ist es am schönsten, wenn ich sehe, dass meine Frau in Lust ist und sie ihren Orgasmus erlebt», erzählen mir Männer immer wieder. Das ist ja an sich nichts Schlechtes, aber wenn sie in der Paarsexualität fast ausschliesslich auf die Bedürfnisse oder vermeintlichen Bedürfnisse ihrer Partnerin fokussieren, versiegt mit der Zeit ihre ureigene Quelle der Lust.

Meines Erachtens ginge es darum, dass Männer und Frauen absichtsloses, zärtliches Verweilen lernen. Dass auch Männer sagen: «Es ist wunderschön, in deinem Arm zu liegen und nichts tun und sein zu müssen.» Dass Frauen sagen: «Ich wünsche mir, dass du meinen ganzen Körper streichelst.» Dass Männer nachfragen, wenn sie unsicher sind. Dass Frauen den Männern immer wieder liebevoll zeigen, wie sie berührt werden möchten. Dass Männer sagen können: «Ich habe wohl eine Erektion, aber ich geniesse es, dich einfach anschauen und kosen zu dürfen.» Dass Frauen manchmal einfach den Penis des Mannes in ihrer Hand halten, ohne damit etwas erzielen zu wollen.

Aber das geht natürlich nur, wenn Frauen das auch glauben: Männer sind genauso auch zärtliche Wesen, wie Frauen auch ekstatische, lustvolle Wesen sind. Und wenn beide auch all diese Aspekte im anderen anerkennen und wertschätzen und gut miteinander im Gespräch sind, sollte einer auch zärtlichen Sexualität nichts im Wege stehen.

# Kapitel 4
# Frau

## Ganz Frau

Hier ist natürlich nicht der Ort, um meine eigene Geschichte auszubreiten. Aber in diesem Kapitel möchte ich gerne auch ein bisschen von Frau zu Frau reden, so werden Sie hier etwas mehr von mir persönlich erfahren, wenn es zum Thema passt.

Seit einigen Jahren ist der Slogan «Ganz Frau» in der Werbung und Sprache präsent. Die Schweizer Frauenzeitschrift Annabelle warb damit um Leserinnen.

Oder Kurse für Frauen werden damit angeboten: «Die meisten Frauen tragen eine tiefe Sehnsucht in sich, ganz Frau zu sein», so beschreibt die Sexualtherapeutin Doris Christinger die Notwendigkeit für ihre Liebesschule für Frauen.

«Bist du ganz Frau, gepflegt, bis 50, schlank, witzig, charmant und bereit für berauschende, turbulente und erfüllende Momente, ohne Bestehendes zu gefährden?», mit diesen Worten sucht ein Mann eine Gespielin für den Besuch eines Sauna-Clubs.

Oder eine Parfumwerbung: «Mutig, provokant, geheimnisvoll, das leidenschaftliche Parfüm für Frauen, die ganz Frau sind. Betörend und verführerisch wie die verbotene Frucht.»

Nur, was heisst dieses «Ganz Frau»? Was beinhaltet es? Wann ist Frau ganz Frau? Was bedeutet Ganz-Frau-Sein für mich? Bin ich überhaupt ganz Frau, oder müsste ich mich noch viel mehr anstrengen? Anstrengen? Sind es äussere Aspekte, wie Beruf, Aussehen oder Kleidungsstil? Gehört zum Ganz-Frau-Sein auch das Mutter-Sein? Sind es sogenannte weibliche Attribute wie Mitgefühl, Zärtlichkeit oder Emotionalität? Sind es seelische Aspekte wie Hingabe? Gehört Sexualität dazu? Wenn ja, welche? Ist nur die Frau ganz Frau, die den Mut aufbringt, mit einem unbekannten Mann einen Swingerclub zu besuchen, oder auch diejenige, die Sexualität ausschliesslich mit sich selber lebt? Muss eine Frau verführerisch und betörend sein, um ganz Frau zu sein? Was ist denn überhaupt betörend und verführerisch? Sind es diese Bilder, die uns tagtäglich vor Augen geführt werden: Frauen in spärlicher Bekleidung, mit reichlich Make-up, in dümmlichen Posen? Bin ich mehr Frau, wenn ich verführerisches Weibchen spiele oder wenn ich mich ganz natürlich verhalte? Sind auch nicht mehr ganz junge Frauen ganz Frau? Oder sind erst reife, ältere Frauen ganz Frau? Ist die Frau mit aufgespritzten Lippen ganz Frau oder diejenige, die ihre Mundfalten wie Sonnenstrahlen im Gesicht trägt? Kann eine Frau ohne Mann ganz Frau sein? Oder ist sie erst ganz Frau ohne Mann?

Oder hat es mit Körperbewusstsein zu tun? Eine Frau sagte mir beispielsweise nach einer ganzheitlichen Massage, in die ich auch ihren Intimbereich mit einbezog: «Ist das wunderbar! Ich fühle mich ganz als Frau. Ich wurde gesehen. Alles gehört zusammen und fühlt sich lebendig und pulsierend an.»

Oder geht es ums Bewusstsein: Was macht denn mich persönlich zu einer ganzen Frau? Heisst Ganz-Frau-Sein für alle Frauen dasselbe? Will ich Bildern entsprechen, oder suche ich mein eigenes Frauenbild? Wie verhalte ich mich als Ganz-Frau gegenüber einem Mann? Womit definiere und nähre ich mein Frausein?

Ich möchte Sie dazu ermutigen, in den Spiegel zu schauen. Und das nicht nur im wörtlichen, sondern auch im übertragenen Sinn.

Wer bin ich denn, was macht mich aus? Was für ein Bild habe und pflege ich von mir? Ist das in Stein gemeisselt, oder gibt es da noch ganz anderes? Dinge vielleicht, die Sie bis anhin sorgfältig versteckt haben, weil sie vermeintlich unvorteilhaft sind? Innere? Äussere?

Die folgende Kurzgeschichte soll Sie auf eine Reise zu Ihrem ureigenen «Ganz-Frau-Sein» begleiten. Und wenn Sie mögen, betrachten Sie sie genauso als Experiment wie die anderen Experimente im Buch. Selbstverständlich ist der Mechanismus – in den Spiegel schauen – für Männer derselbe.

---

### Kurzgeschichte: *Reise zur Ganz-Frau*

Das Bild, das sie von sich selber hatte, bekam Risse und bröckelte. Die selbstbewusste, selbstsichere Frau vor sich im Spiegel, die ihr Leben im Griff hatte, die glaubte zu wissen, wer sie ist, die glaubte, auch mit ihren Schattenseiten einigermassen vertraut zu sein, diese Frau war plötzlich nur noch Fassade. Aus dem Spiegel trat ihr ein bedürftiges Kind entgegen. Ein Kind ohne Stimme, ohne das Recht zu leben. Ein Kind auf der Suche nach Liebe, das hilflos die kleinen Arme ausstreckte.

Sie kannte dieses Kind. Sie hatte geglaubt, es sei schon längst gross und stark und seine Wunden wären verheilt. Aber da waren noch Wunden. Sie spürte den Schmerz bei Liebe. Dann zwängte sich dieses Kind unverschämt zwischen die Liebe und die grosse Frau und streckte seine Arme aus. Arme, die mittlerweile klammern und kratzen konnten. Ein Kind, das aufsässig war und sich rächte und spuckte. Ein Kind, das endlich geliebt sein wollte. Bedingungslos.

Aber niemand nahm es wahr.

Wie das Kind nun aus der bröckelnden Fassade heraustrat, schaute die Frau ihm zum ersten Mal in die Augen. Es stand vor ihr. Bedürftig. Die kleinen Arme ausgestreckt. Lange schauten sie einander an, die Frau erkannte das Kind wieder und sagte: «Kleines, ich sehe deine Not. Ich sehe deine Einsamkeit. Ich sehe deinen Schmerz.»

Und eine tiefe Liebe breitete sich im Herzen der Frau aus. Sie schloss das kleine Mädchen in ihre Arme. Sie drückte es an ihr Herz. Bedeckte es mit Küssen. Sie hielt und schaukelte es. Stundenlang. Sie weinten. Sie lachten. Und immer wieder schauten sie sich an. Erneut ein scharfer Schmerz. Aber immer noch hielt sie die Kleine in ihren Armen. Der Schmerz liess nach. Sie sang für das Mädchen, summte in sein Ohr. Und die Frau wusste, dass die Kleine nun zu ihrem Leben gehörte. Dass sie den Platz hatte, der ihr zustand.

Aus dem Spiegel traten nun weitere Figuren:
Die Mutter: Liebevoll und fröhlich.
Das Weib: Aufreizend und lockend.
Die Priesterin: Still und tief.
Die Tyrannin: Herrisch und eiskalt.
Die uralte Frau: Gebrechlich und weise.
Die Geschäftsfrau: Zielstrebig und klar.
Der Teenager: Unsicher und neugierig.

Immer mehr Frauen.

Versammelt zum grossen Welttheater standen sie vor ihr auf der Bühne. Das kleine Mädchen mitten unter ihnen. Sie schaute die Frauen an. Viele kannte sie. Einige erkannte sie jetzt. Andere waren ihr unbekannt, waren nur schemenhaft, eher als Ahnung wahrnehmbar.

Lange stand sie einfach da. Dann erhob sie ihre Stimme:

«Gestalten aus dem Schattenreich», sprach sie, «ich begrüsse euch in meinem Leben. Ihr habt es verdient, endlich ans Licht zu treten. Ihr seid Teil von mir. Lange genug habe ich euch verleugnet. Wie eine ledige Mutter ihre Bastarde.»

Sie schaute in die Runde und sprach weiter: «Einigen von euch habe ich zu viel Platz eingeräumt, habe mich treiben lassen, ohne zu wissen, wer ihr seid. Diese Macht werde ich euch in Zukunft nicht mehr über mich lassen.»

Sie schaute nach rechts: «Euch habe ich verdrängt, klein gelassen, der Entwicklung beraubt. In Zukunft werdet ihr bekommen, was ihr braucht, um wachsen zu können.»

Sie schluckte, schaute nach links: «Und euch habe ich gnadenlos bekämpft. All meine Energie darauf verwendet, euch zu töten. Ich verspreche, hier und jetzt ist dieser sinnlose Krieg beendet.»

Und sie blickte in Richtung Nebel: «Ja, und ihr Schemen und Schatten. Euch zu begegnen war noch nicht die Zeit. Ich gebe euch Raum. Und wenn es so weit ist, seid willkommen!»

Sie verbeugte sich vor den Frauen. Mit Demut aus dem Herzen.

Nun kam Bewegung in die Frauenrunde. Lärm. Schreie der Lust und des Zornes. Lachen. Gemurmel. Gekicher. Weinen.

Jede ging ihrer Aufgabe nach. Sie nahmen einander wohl wahr, aber jede blieb bei ihrem Tun.

Die Mutter, eine junge Frau in Jeans, nahm das kleine Mädchen auf den Schoss und erzählte ihm Geschichten. Sie kitzelten einander. Das Mädchen quietschte vor Vergnügen und flüsterte ihr etwas ins Ohr. Die Geschäftsfrau, Mitte dreissig, attraktiv und gestylt, öffnete ihre Aktenmappe, entnahm ihr Laptop und Handy und begann zielstrebig zu arbeiten. Mittendrin das Weib. Gegen fünfzig. Lange rote Mähne. Beschäftigt mit ihrem Körper. Sie koste und streichelte, sie neckte und zupfte sich. Sie bäumte sich auf und schrie vor Lust. Zufrieden lag sie dann mitten unter den anderen Frauen und koste sich weiter. Die Tyrannin, Mitte zwanzig und strohblond, tobte und befahl. Jede nahm sie wahr, aber keine liess sich beeindrucken. Die uralte Frau mit dem faltigen Gesicht lag im Sterben. Ihr Ausdruck schon nicht mehr von hier. Sie wusste, dass es nichts gibt, was sie zurückhält. Auch nicht die Angst. Die junge Priesterin in ihrer schlichten Robe, versunken in der Stille der Meditation, strahlte eine wunderbare Ruhe und Tiefe aus.

Auch in der Ecke der Schemen und Schatten war Bewegung. Nebelfetzen wälzten sich über die Bühne, liessen gelegentlich ein Loch frei, gerade lange genug, um einen Blick auf schauerliche Fratzen zu erhaschen. Neid. Eifersucht. Verlogene Moral. Jähzorn. Scham. Egoismus. Ekel. Widerstände. Dann wälzten sich erneut dichte Nebel über Löcher.

Der Teenager, blaues Haar, gepiercte Augenbraue, schlenderte von Frau zu Frau, äffte einzelne nach und schaute neugierig ihrem Treiben zu.

So auch die Frau. Sie mischte sich unter die Frauen und machte sich mit ihren Rollen vertraut. Sie fühlte sich immer leichter. Mit einigen sprach sie wie mit alten Freundinnen. Mit anderen war noch eine Fremdheit da. Auch zu den Nebeln wandte sie sich noch einmal, um sich zu vergewissern, dass sie noch da waren.

Langsam löste sich das Spektakel auf. Frau um Frau trat wieder in den Spiegel zurück. Zuletzt das kleine Mädchen. Strahlend. Noch einmal winkte es der Frau zu, um dann auch zu verschwinden.

Die Frau stand vor dem Spiegel. Vor sich wieder die gewohnte Fassade. Das Aussen. Lange betrachtete sie sich und zog sich dann langsam aus.

Nackt stand sie da. Sie sah keine Bilder. Sie sah sich. Und was sie sah, gefiel ihr.

Sie sah ihre harmonische Gestalt. Sah die leeren Brüste, die Kinder genährt hatten. Sah den rundlich faltigen Bauch, der Kinder getragen hatte. Sah die kräftigen Schenkel, die sie durchs Leben tragen. Sah Dellen, Falten und Narben. Auch das war sie, gehörte zu ihr. Ihre Hände zeichneten die Konturen ihres Körpers nach. Die Konturen ihres Gesichts. Sie trat näher und schaute ihr Gesicht an. Die Falten um den Mund, die strahlenden Augen. Das glänzende Haar.

Sie war glücklich und schloss die Augen. Sie spürte den Reichtum all der Gestalten, die sie in sich trug, die Teil waren von ihr.

Solcherart versöhnt, wandte sie sich wieder ihrem Spiegelbild zu. So wie sich ihr Inneres ihr offenbart hatte, so wollte sie ihren Körper erkunden.

Sie breitet Seidentücher aus. Entzündet die Kerze einer Duftlampe. Steckt Kerzen in Halter, legt sinnliche Musik auf und stellt Öl und Federn bereit.

Dann lässt sie sich auf der Seide nieder, legt sich bequem in Kissen zurück und beginnt, sich mit einer Feder zart zu streicheln. Überall. Spürt, wie Schauer ihre Haut streifen. Spürt, wie eine Gänsehaut über ihren Körper huscht. Spürt, wie die Knospen ihrer Brüste erblühen. Mit den Händen streichelt sie sich. Immer verstecktere Orte entdecken sie. Sie öffnet die Schenkel und sieht ihre Venus im Spiegel. Glänzend. Leicht geöffnet. Rückt etwas näher. Schön ist ihr Geschlecht. Sie kost es.

Mit den Fingern streicht sie über die äusseren Lippen. Sie zupft an den inneren Blütenblättchen. Ihr Becken fühlt sich ganz warm an. Pulsierend. Sie streicht entlang der Kapuze. Auf und ab. Dann hebt sie die Kappe und erkundet die Perle. Zart nur, ein Hauch fast. Das Becken bewegt sich, und der Atem geht schneller. Sie taucht einen Finger in die Feuchtigkeit. Riecht am Finger. Schmeckt. Salzig irgendwie. Taucht erneut ein, um den Eingang zu erkunden und in die Tiefe zu dringen. Noch einen Finger taucht sie ein, und mit langsamen Stössen massiert sie die grosse raue Perle in ihrer Muschel. Sie atmet tief und ruhig. Und plötzlich das Gefühl, als fliesse alles Blut an einem Punkt in ihrem Unterleib zusammen. Ein Gefühl von Loslassen. Ein Gefühl der Freude durchströmt sie. Ein Gefühl der Hingabe. Ein zartes Pulsieren, wie Champagnerperlen, pumpt sich durch ihren ganzen Körper. Wird heftiger. Von Kopf bis Fuss. Ihre Muschel pulsiert, und ein heisser Strahl schiesst direkt zu ihrem Herzen. Erschreckend und beglückend zugleich. Langsam legt sich der Sturm, und zurück bleibt das zarte Strömen der Champagnerperlen in ihrem Körper.

---

## Weibliche Schönheit

Mit dem Thema Schönheit ist es genauso eine Sache wie mit dem «Ganz-Frau-Sein». Ich möchte hier vorausschicken, dass es an unseren Frauenkörpern nichts gibt, wofür wir uns schämen müssen. Jeder ist schön und einzigartig. In jedem Alter. Und trotzdem ist auch heute noch, oder gerade heute, viel Scham da für unsere Formen, Nichtformen oder vermeintlichen Unformen und für unser Geschlechtsteil. Wenn Sie diese Scham wahrnehmen und sie sich auch eingestehen, fällt es leichter, sie mit der Zeit auch zu verabschieden.

Aber was heisst denn Schönsein? Heisst es so vermeintlich makellos zu sein wie die jungen Frauen in der Werbung? Oder heisst es: «Schön ist, was gefällt»? Wem gefällt? Kommt Schönheit wirklich nur von innen? Nach dem zu urteilen, was Frauen so alles auf sich nehmen, um schön zu sein, fühlen sich wenige Frauen einfach von Haus aus schön und schon gar nicht von innen. Diäten, Fitten, Spritzen, Schneiden, Hungern, Kotzen, Absaugen, Aufpolstern, Stechen, Färben, Schminken. Kosmetik, Kleidung.

Und wenn man Frau fragt: Sie tut es nur und ausschliesslich für sich selber. Ich behaupte, das ist eine der Lügen, mit denen Frauen ihr absurdes Tun rechtfertigen. Dieses «Nur für mich» oder «Weil ich es mir wert bin» usw. sind geschickte Werbestrategien einer weiteren Milliardenindustrie.

Und was für ein zu erstrebendes Körperbild für Frauen wird denn heute verbreitet? Beine und Hüften sollten denen eines vorpubertierenden Mädchens ähneln, der Bauch dem eines Sportlers und die Brüste momentan gerade üppig sein wie die einer stillenden Frau.

Diesem Bild entsprechen natürlicherweise nicht viele Frauen. Ich verstehe nicht wirklich, warum etwas nicht gut sein soll, wie es ist, und warum eine erwachsene Frau nicht ihre Pölsterchen haben darf. Eine Frau, die sich ihre «Reithosen» hat absaugen lassen, erzählte mir, wie sehr sie sich vorher jeweils geschämt hatte, wenn sie nackt aus dem Bett gestiegen war und ihr Geliebter ihr nachgeschaut hatte. Sie konnte sich unter keinen Umständen vorstellen, dass er ihr liebevoll nachschaute. Sie war der festen Ansicht, dass er mit dem gleichen vernichtenden Blick schaute wie sie selber.

Warum schämen sich Frauen für ihren natürlichen Körper? Frauenschenkel sehen nun einmal anders aus als Teenagerschenkel!

Ich persönlich finde es manchmal gar nicht so einfach, in Würde Frau zu sein und vor allem auch in Würde eine ältere oder alte Frau werden zu dürfen. In Würde heisst für mich, so zu sein, wie ich bin, oder immer mehr zu der zu werden, die ich bin. Zu stark sind all die Bilder irgendwo in einer Hirnwindung. Letzthin überlegte ich mir, wie es wohl für meinen Mann wäre, wenn ich die letzte Frau auf Erden wäre, die sich weder liften noch unterspritzen liesse. Und wie würde ich es aushalten, die einzige Frau mit faltigem Gesicht und erschlafftem Körper zu sein?

Ich hatte bis jetzt in meinem Leben noch nie das Gefühl, dass ich Vorbilder brauche. Nun ist es mir seit einiger Zeit plötzlich zu einem Bedürfnis geworden, mir ganz bewusst Vorbilder auszusuchen. Ich möchte diese in meinen Augen verheerenden und entwürdigenden Frauenbilder, die uns täglich via Medien präsentiert werden, mit anderen Bildern übermalen. Mit schönen reellen Frauen, die so aussehen wie Frauen im mittleren Alter und alte Frauen eben aussehen. Die jedoch lebendig sind und deren Augen wunderbar jung strahlen.

Und seit ich darauf achte, kommt es mir manchmal vor wie eine Verschwörung: Ohne Scham tragen sie graues Haar, faltige Gesichter und weiche Körper. Und ich möchte eine von ihnen sein, auch als Zeichen für die jungen Frauen: He, eure Körper sind schön und richtig, wie sie sind! Und jedes Alter hat seinen ganz eigenen Ausdruck.

Wie sonst sollen junge Frauen das lernen, wenn wir erwachsenen Frauen uns dauernd mit lieblos kritischen Augen betrachten und nicht sein darf, was ist?

Letzthin kam ich mit Teenagerfrauen ins Gespräch, und für sie war es beispielsweise ganz klar, dass eine ihrer Kolleginnen, die zwei unterschiedliche Brüste hat, diese operativ angleichen lassen wird. Das sei ja sonst voll der Schämer, waren sich alle einig. Aber dass das eine ganz natürliche Erscheinung sein kann, dass kein Körper symmetrisch ist, dass es Körpertypen gibt, bei denen diese Asymmetrie sehr ausgeprägt ist, dass genau das den speziellen Reiz dieses Körpers mit ausmachen kann usw., das alles interessierte nicht, weil diese unterschiedlichen Brüste nicht dem Bild entsprechen, das sich diese jungen Frauen vom Frauenkörper machen.

Aber auch ganz Alltägliches: Wenn ich mich z. B. frage, warum ich meine Beine rasiere, finde ich darauf ehrlich gesagt keine befriedigende Antwort, und ich muss zugeben, dass ich mich dabei von den Bildern «Was heisst Gepflegtsein?» beeinflussen lasse. Aber wer sagt denn, ob eine Frau mit oder ohne Körperbehaarung gepflegter ist? Und was heisst denn dieses Gepflegtsein schon wieder? Ist gepflegter, wer den Werbebildern entspricht oder wer sich einfach täglich wäscht?

Und solcherart kann ich mich noch ganz anderes fragen. Wenn ich ehrlich bin, ertappe ich mich immer wieder dabei, dass ich eben doch auch gewissen Bildern entsprechen will, statt nur auf meine Art schön zu sein. Und ich finde es gar nicht immer einfach, eine Balance zu finden zwischen ein bisschen modisch zu sein und meiner eigenen Vorstellung von schöner Bekleidung. Aber mittlerweile habe ich gelernt, dazu zu stehen: Ich tu's nicht nur für mich. Ich bin auch beeinflusst von dem, was um mich herum ist.

Ich möchte Sie sehr dazu ermutigen, sich hie und da solche Fragen zu stellen. Denn dann wird der Umgang mit diesen Schönheitsidealen etwas unverkrampfter. Auch folgendes Experiment kann mithelfen, sich mit dem eigenen Körperbild zu versöhnen. Und denken Sie daran, das Körperbild verändert sich während des ganzen Lebens!

Mögen Sie sich noch an Ihr Körperbild oder -empfinden im Teenageralter erinnern? Oder nach einer Geburt oder durchlebten Krankheit? Es wird wohl immer wieder neu und ungewohnt gewesen sein. Und so wird es auch weitergehen. Die Wechseljahre, das Älter- und Altwerden.

Ihr Körper ist in steter Veränderung. Sie werden sich also immer wieder neu damit auseinandersetzen und anfreunden müssen.

Ich mache die folgende Übung in längeren und kürzeren Abständen schon seit ich 18 bin, also schon seit über 30 Jahren. Ich habe mittlerweile gelernt, mich als Ganzes zu sehen und nicht in Einzelteilen, die nicht – und je älter ich werde, immer weniger – den jeweiligen Schönheitsidealen entsprechen. Und spannend ist, dass ich auch eher so gesehen werde. Als ich letzthin mit meinem Partner über meinen Körper sprach, sagte er mir: «Wenn es einen

Katalog mit Frauen-Einzelteilen gäbe, hätte ich darin nicht deine Brüste ausgewählt. Aber wenn ich dich als Ganzes sehe, gehören die zu dir, und ich berühre sie gerne.» Eine Aussage, die mich noch vor ein paar Jahren in tiefe Ängste, nicht zu genügen oder nicht schön genug zu sein, gestürzt hätte. Aber heute sehe ich das auch so, und ich bin glücklich darüber, dass ich mit meinem Partner auf diese Art kommunizieren kann. Ich muss nicht sein, was ich nicht bin.

• **Experiment:** Spieglein, Spieglein an der Wand – **liebevoller Blick in den Spiegel**

Anders als die Königin im Märchen, die, wie ich sie mir vorstelle, mit hartem Blick, angehaltenem Atem, zusammengekniffenen Lippen und eingezogenem Bauch vor ihrem Spiegel stand, werden Sie sich nun mit liebevollen Blicken betrachten. Sie brauchen nicht wie die Königin die Bestätigung, dass Sie die Allerschönste sind, Sie werden sich also nicht mit anderen Frauen vergleichen, sondern Sie werden einfach nur sich selber sehen.

Stellen Sie sich nackt vor einen hohen Spiegel. Atmen Sie, und schauen Sie einfach hin.

Wie stehen Sie da? Verkrampft? Posieren Sie? Ziehen Sie den Bauch ein? Nehmen Sie wahr, was für Gedanken da sind? Werten Sie? Vergleichen Sie? Entspannen Sie sich immer wieder mit einem tiefen Atemzug. Und schauen Sie nur. Schauen Sie passiv. Lassen Sie Ihr Bild sozusagen in sich hineinsinken. Wenn Gedanken kommen, lassen Sie die wieder ziehen. Wenn Sie sich beim Vergleichen und Werten ertappen, lassen Sie das los, und lassen Sie Ihr Bild erneut in sich hineinsinken.

Beobachten Sie auch Ihre Gefühle dabei. Halten Sie Ihr Spiegelbild aus? Sind Widerstände da? Wenn Sie einzelne Körperpartien betrachten, womit haben Sie Mühe? Legen Sie Ihre Hand auf diese Körperstellen, und atmen Sie, und verweilen Sie. Lassen Sie sich mehr davon leiten, wie sich diese Körperstelle anfühlt, als wie sie in den Augen eines Gegenübers wohl aussehen könnte. Versuchen Sie dann immer wieder, einfach nur zu schauen. Schauen Sie sich liebevoll an, denn was mit Liebe betrachtet wird, ist schön.

Ich bin sicher, wenn Sie dieses Experiment hie und da machen, wird sich Ihr Verhältnis zu Ihrem Körper verbessern. Und Sie werden auch lernen, andere Frauen nicht mehr mit diesem Sekundentaxierblick abzuscannen: «Aha, Busen hat sie grösseren, Beine habe ich die dünneren, Hintern ist meiner straffer, sie ist ein bisschen grösser. Aha, insgesamt ebenbürtig.» Auf solche und ähnliche Weise taxieren Frauen einander und schaden sich selber damit, weil so ein unbewusster Wettbewerb entsteht. Je mehr Sie mit Ihrem Körper im Einklang sind, desto weniger werden Sie dieses unnötige Spiel spielen. Sie werden bei Begegnungen irgendwann einfach feststellen: «Oh, diese schöne Frau!», und werden ihr auf der Herzebene begegnen können, statt sie in die Rolle der Rivalin zu drängen. Aus diesem Muster auszusteigen trägt viel dazu bei, ganz Frau zu werden.

## Berührung macht schön

Meine Erfahrung ist auch, dass Berührung schön macht. Sich selber liebevoll zu berühren, liebevoll berührt zu werden, mit Präsenz berührt zu werden, mit langen, verbindenden Strichen über den ganzen Körper. «Ich wusste gar nicht, dass ich mich so schön und ganz anfühlen kann», sagen mir Frauen nach einer Massage ganz erstaunt oder: «Ich habe mich als gar nicht so dick empfunden wie sonst, sondern habe einfach meine Formen gespürt.»

Also auch hier ist es wieder: Vom Bewerten zum Sehen, Spüren und Empfinden, also zum Erleben zu gelangen ist heilsam, weil

Sie sich damit wahrnehmen. Ihr Ureigenes wahrnehmen, und das lässt sich nicht vergleichen.

Als Frauen geraten wir leicht in die Falle, dass wir uns über ein bestimmtes äusseres Attribut identifizieren. Als Beispiel dafür hier ein Auszug aus dem Brief einer Frau mit amputierter Brust: «Ich bin eine muntere, unternehmungslustige, alleinstehende, brustamputierte Frau mit plötzlicher Lust auf Mann. Möchte auf Inserate antworten, aber ich kann doch nicht gleich mit der Tür ins Haus fallen, dass mir eine Brust fehlt. Ich kann das doch höchstens bei einem ersten Treffen beichten. Sage ich es zum Voraus, oder lasse ich es auf die Stunde der Wahrheit ankommen? Zieht sich ein Mann sofort zurück, wenn er das erfährt? Ich habe natürlich Hemmungen mit diesem Handicap, aber sehne mich doch nach wenigstens manchmal ein paar Kuscheleinheiten. Soll ich selber ein Inserat machen und gleich darin sagen, dass mein Körper nicht mehr ganz vollständig ist?»

Falls man dem Glauben schenkt, was allgemein als Lifestyle propagiert wird, gibt es nur den jungen, unversehrten Körper, damit er als schön und begehrenswert durchgeht. Aber die Realität sieht anders aus.

Auch das Leben formt einen Körper. Lebensstil, Erfahrungen, das Älterwerden, Krankheiten usw. hinterlassen nebst inneren auch äussere Spuren. Und das darf so sein.

Ich kann diese Hemmungen wohl verstehen und auch, dass diese Frau ihre fehlende Brust als Handicap bezeichnet. Ich habe aber auch gelesen, dass sie sich als munter und unternehmungslustig beschreibt. So ist die verlorene Brust nur ein kleiner Teil von ihr, macht nur einen kleinen Teil dieser Frau aus.

Ein liebevoller Blick in den Spiegel könnte ihr sagen: «Oh ja, das bin ich auch, ich mit einer Brust.» Ein anderer Blick: «Oh ja, das bin ich auch, ich die Muntere, Unternehmungslustige.» Das zusammen und noch vieles mehr macht diese Frau zum momentanen Zeitpunkt aus. Die überwundene Krebserkrankung hat ja nicht nur eine äussere Narbe hinterlassen, sondern auch innerlich einiges in Bewegung gebracht, nehme ich an. Und das gehört zusammen.

Ich kann nicht beurteilen, ob schon bei einem ersten Treffen darüber geredet werden soll. Wenn diese Frau gelernt hat, sich selber mit liebevollen Augen zu sehen, wird sie die nicht mehr vorhandene Brust dann jedoch nicht als Handicap darstellen, sondern als etwas, was heute zu ihr und ihrem Leben gehört. Als etwas, was sie vielleicht gelassener gemacht hat, als etwas, was ihre Lebensfreude noch sprühender hat werden lassen. Aber auch der Satz «Ich habe Hemmungen» hat auf jeden Fall Platz.

Als dieser Brief in meiner damaligen Kolumne veröffentlicht wurde, haben sich übrigens zwei Männer bei mir gemeldet, welche die Bekanntschaft dieser Frau machen wollten. Beide hatten ihre Frauen durch Brustkrebs verloren, waren also mit der Thematik vertraut und haben sich von ihrer Einbrüstigkeit nicht abschrecken lassen.

«Brüste, das Symbol der Weiblichkeit», «Ganz Frau mit straffer, voller Brust» (Busencreme-/Unterwäsche-Werbung), oder ist das nur ein ganz kleiner Teil, der eine Frau mit ausmacht?

Ein weiterer vermeintlicher Schönheitsmakel tritt immer öfter ins Bewusstsein der Öffentlichkeit. Zum Beispiel in der Schweizer Gratiszeitung 20Minuten war kurz vor Weihnachten zu lesen – in der Rubrik «Weihnachtsgeschenke für Menschen, die schon alles haben» –, dass sich in Amerika immer mehr Frauen die Schamlippen operativ verkleinern lassen. Als Geschenk für ihren Partner sozusagen. Oder erst letzthin war in der gleichen Zeitung zu lesen, dass es ein neuer Trend sei, dass sich Teenagerfrauen ihre Genitalien operativ verändern lassen.

Was macht eine Leserin oder ein Leser mit solchen Meldungen? In welcher Hirnwindung setzt sich so ein Artikel wohl ab, um dann eines Tages an die Oberfläche zu gelangen, «Ja, mit mir stimmt wohl etwas nicht?» oder «Mit meiner Partnerin stimmt etwas nicht». Ich bin mir sicher, dass keine Frau, die eine liebevolle Beziehung zu ihrem Genital hat, die seine Empfindungen auskostet und geniesst, von sich aus auf die Idee kommt, dass es anders aussehen müsste. Aber auch hier sind wieder Bilder am Werk. Was wird denn als Ideal gezeigt? Sozusagen ein Kindergenital! Haarlos und wenig ausgeprägt. Und davon lassen wir uns zunehmend beeinflussen.

Auch Gynäkologen in der Schweiz bieten auf ihren Homepages «operative Verschönerung der Schamlippen» an. Als ich vor Jahren darauf gestossen bin, habe ich einen Gynäkologen angerufen, um ihn zu fragen, warum er das anbietet. Seine Antwort war, dass es ästhetischer sei, wenn die inneren Lippen kleiner sind als die äusseren. «Sie heissen ja schliesslich auch kleine und grosse Schamlippen.» Und im Übrigen sei es auch praktischer beim Verkehr, wenn da nicht so ein Gehänge sei. Diese Frauen verachtende Aussage von einem Arzt, der täglich die intimste Stelle von Frauen sieht und berührt, hat mich entsetzt.

Auch operative Freilegung der Klitorisperle wird angeboten, obwohl für viele Frauen die direkte Stimulierung der Perle zu einer Überreizung führt. Aber anscheinend werden solche unnötigen, verstümmelnden Eingriffe zunehmend gemacht, und zwar in einer Gesellschaft, die sich empört gegen die Genitalverstümmelungen anderer Kulturen ausspricht. In meinen Augen gibt es nur ganz wenige derartige Eingriffe, die wirklich gerechtfertigt sind.

Folgender Brief zeigt das Drama: «Ich habe ein Problem, das ich schon seit Jahren mit mir herumtrage: Meine kleinen Schamlippen sind grösser als die grossen. Sie ragen richtig über die äusseren heraus. Das sollte ja nicht so sein, und ich geniere mich. Es stört auch beim Geschlechtsverkehr. Was halten Sie von einer chirurgischen Korrektur?»

Was gibt dieser Frau wohl das Gefühl, dass ihre Vulva nicht so aussieht, wie sie aussehen sollte? Sie weiss vielleicht nicht, dass es Hunderte Varianten an Formen, Farben, Härchendichte, Lippenausprägung, Geruch, Geschmack, Feuchte usw. gibt. Form und Grösse der Geschlechtsorgane sind individuell und erbbedingt. Es ist durchaus normal, dass die inneren Venuslippen über die äusseren herausragen können. Anstatt einer Korrektur – denn hier gibt es gar nichts zu korrigieren! – rate ich von Herzen, sich mit der Vulva auseinanderzusetzen, sie anzuschauen, sie zu berühren, sie sich anzueignen und in das eigene Körperbild zu integrieren. Unser Genital ist Teil unseres Körpers, und es ist richtig so, wie es ist.

An Stelle einer Genitalmassage oder als Einleitung führe ich Frauen manchmal auf eine innere Reise zu ihren Geschlechtsorganen. Das kann eine gute Art der Annäherung sein, wenn Sie mit Ihren Genitalien noch nicht so vertraut sind oder Schwierigkeiten damit haben, sie anzuschauen und zu berühren.

Auf diese innere Reise können Sie auch allein gehen, oder Sie lassen sich von einer guten Freundin begleiten.

• **Experiment:** Im Reich der Quellnymphen – **Kontakt mit der Yoni***

* *Yoni ist das einzige Wort, das die Gesamtheit aller weiblichen Geschlechtsorgane, sowie inneres und äusseres Genital, bezeichnet. Es stammt aus dem Sanskrit.*

Legen Sie sich bequem hin, atmen Sie tief und ruhig am besten ins Becken hinein. Wenn Sie mögen, legen Sie eine Hand auf Ihren

Unterbauch oder auf Ihr äusseres Genital und die andere Hand auf Ihre Brust. Vielleicht spüren Sie sogar die Verbindung zwischen Herz und Genital. Nehmen Sie dann wahr, wie Ihr Becken auf der Unterlage liegt, und lassen Sie es ganz schwer und breit werden und immer tiefer sinken.

Verweilen Sie jeweils bei jedem Organ, bei jeder Etappe Ihrer Reise, bis Sie ein Bild davon bekommen oder sich ein Gefühl dafür einstellt. Auch wenn Organe operativ entfernt wurden, stellen Sie sich vor, wo sie waren, fühlen Sie den Raum, vielleicht ist auch ein bewusstes Verabschieden fällig. Wenn Sie gedanklich abschweifen, holen Sie sich mit einem tiefen Atemzug zurück. Vielleicht müssen Sie gelegentlich auch Ihr Becken schütteln, um wieder mit Ihren Geschlechtsorganen in Kontakt zu kommen.

Stellen Sie sich als Erstes Ihre Gebärmutter vor. Wie eine Birne liegt sie mitten in Ihrem Unterbauch. Reisen Sie zu den Eileitern, die beidseits aus der Gebärmutter herauswachsen wie zwei dünne Röhrchen, an deren Ende ein kleiner Trichter ist. Versuchen Sie sich auch die Eierstöcke vorzustellen, die durch ein Aufhängeband mit der Gebärmutter verbunden sind.

Begrüssen Sie dann den Muttermund und den Gebärmutterhals am unteren Ende der Gebärmutter. Schlüpfen Sie dann mit Ihrer Vorstellung durch den Muttermund in die Vagina hinaus, und versuchen Sie den weiten Raum zuhinterst in Ihrer Muschel wahrzunehmen. Stellen Sie sich dann auch Form und Lage Ihrer Prostata vor. Streifen Sie all die Fältchen und Windungen der verschiedenartigen Gewebe in Ihrer Venus. Dann treten Sie aus Ihrer Vagina hinaus und stellen sich das Gesicht Ihres äusseren Genitales vor. Die inneren und äusseren Lippen, die Perle der Klitoris mit ihrem Häubchen.

Als Abschluss Ihrer Reise verschliessen Sie in Ihrer Vorstellung Ihre Frauenpforte wieder.

**Reflexion:** Bleiben Sie noch einen Moment liegen und rufen sich noch einmal in Erinnerung, was Sie empfunden haben. Gab es Stellen, wo Sie plötzlich traurig wurden? Gab es freudige Orte? Unheimliche? War es schwierig, ein inneres Bild, ein Gefühl für Ihre Yoni zu bekommen? Hat sich Ihnen Raum eröffnet? Wurden Sie still und ruhig oder müde oder wütend? Was auch immer jetzt ist, nehmen Sie es einfach zur Kenntnis, und lassen Sie es dann wieder ziehen. Es ist das, was Sie momentan empfinden, wenn Sie sich mit Ihrer Yoni auseinandersetzen. Dieses Empfinden kann und wird sich mit Bestimmtheit verändern, wenn Sie dieses Experiment hie und da wiederholen. Es lohnt sich also gar nicht, am Momentanen festzuhalten.

Sie können nun das Experiment hier abschliessen oder auch gleich das nächste Experiment anhängen. Ganz, wie Sie sich fühlen.

• **Experiment:** Die schönste Blume blüht im Verborgenen – **Genitale Schönheit**

Viele Frauen haben wenig oder gar keinen Bezug zu ihrer Vulva. Damit sie sie sehen können, brauchen sie einen Spiegel. Also anders, als wenn ein Mann sein äusseres Genital betrachten möchte, ist es schon mit einem kleinen Aufwand verbunden, sich «unten» anzuschauen. Für viele Frauen ist es unvorstellbar und befremdend, sich selber anzuschauen, obwohl vielleicht der Frauenarzt, die Hebamme oder der Partner bereits Bekanntschaft mit der Vulva gemacht haben. Höchste Zeit also, einen tiefen Atemzug zu tun und selber einen Blick zu wagen.

Nehmen Sie einen Spiegel, und lernen Sie die individuelle Schönheit Ihrer Blüte kennen. Oder sieht es bei Ihnen vielleicht eher aus wie Schmetterlingsflügel oder die Knospe einer Kastanie kurz vor dem Erblühen oder wie eine fest verschlossene Muschel oder das Gehäuse einer seltenen Meeresschnecke oder das Kerngehäuse eines Apfels oder wie ein tausendgefälteltes samtenes Blütenblatt oder noch ganz anders?

Beobachten Sie auch, wie sich die Blume bei Berührung verändern kann, wie sie bei leichter Erregung die Farbe verändert, wie sich die Blättchen mit Blut füllen und sich diese verborgene Blüte langsam öffnet. Während Sie sich so anschauen und entdecken, beobachten Sie auch Ihre Gefühle dabei.

Wie nennen Sie eigentlich Ihren geheimen Frauenort? Da unten? Seelentor? Schatzkästchen? Muschel? Blüte? Finden Sie einen Ausdruck, der für Sie stimmt, der vielleicht Ihr momentanes Verhältnis zu Ihrer Vulva und Vagina spiegelt oder der einen Wunsch beinhaltet! Freudengrotte vielleicht? Orkanvalley? Oder ist es eher ein Schmerzenspfuhl? Lassen Sie sich von Ihrem Gefühl und Empfinden leiten.

Ist Ihnen schwer ums Herz? Erfüllt Sie dieser Anblick mit Freude? Mit Trauer? Ist da Scham? Was auch immer an Gefühlen da ist, ist gut so. Lassen Sie das einfach so sein.

Form und Grösse der Geschlechtsorgane haben keinen Einfluss auf das sexuelle Empfinden. Wenn ich höre, dass Lippen beim Geschlechtsverkehr störend sein sollen, wird es wohl viel eher daran liegen, dass die Frau jeweils noch nicht wirklich bereit ist, den Mann in sich aufzunehmen. Bei Erregung füllen sich die Lippen mit Blut, sie werden grösser, praller, feuchter und beginnen sich zu öffnen. Und wenn Sie dann von Herzen bereit sind, den Mann aufzunehmen, sollte der Geschlechtsverkehr kein Problem sein. Damit sich fleischige innere Lippen beim genitalen Lieben nicht einrollen, können sie mit einem Gleitmittel liebevoll auseinandergestrichen werden. Das ist weder störend noch unpraktisch. Aber die Frau sollte ihre verborgene Blüte kennen und wissen, wie sie reagiert und was sie braucht, damit sie das ihrem Liebespartner oder ihrer Liebespartnerin auch mitteilen kann.

Und da sich auch das Genital mit den Jahren verändern kann, ist es wichtig dranzubleiben. Ich denke beispielsweise an Krankheiten, Therapien oder die Wechseljahre. Die Haut kann sich verändern, dünn, rissig, trocken und berührungsempfindlich werden. So wie es für Sie wahrscheinlich selbstverständlich geworden ist, täglich Ihr Gesicht zu pflegen, so sollten Sie es sich mit der Zeit angewöhnen, auch Ihre Vulva zu pflegen und sie täglich einzucremen.

Solche Veränderungen haben natürlich auch einen Einfluss aufs Empfinden oder die Art, wie Sie berührt werden möchten. Finden Sie das immer wieder neu heraus, und scheuen Sie sich nicht, das auch mitzuteilen.

Bei den Medien sind Themen, die etwas mit Sexualität zu tun haben, immer wieder beliebt. Sie kennen ja bestimmt diese kleinen Meldungen, wo unkommentiert eine sogenannte neue Erkenntnis oder eine wissenschaftliche Studie abgedruckt wird. Oder wo, wie wir am Beispiel der unnötig verstümmelnden Genitaloperationen gesehen haben, von Trends geredet wird. Man druckt es einfach ab, weil es an der Redaktionskonferenz immer wieder heisst: «Es muss mehr Sex ins Blatt», wie ich aus meiner eigenen zehnjährigen Medientätigkeit weiss.

Momentan sind die weiblichen Genitalien dran. Nebst dem Verkleinern der Venuslippen wird auch unkommentiert das operative Verengen der Vagina angepriesen, «damit beim Sex mehr Gefühl» möglich sei. Punkt. Da nimmt sich auf einer Redaktion niemand die Mühe und setzt sich mit dem Wesen der Vagina auseinander. Jeder operative Eingriff bedeutet auch eine Traumatisierung des betroffenen Gewebes. Es ginge doch viel eher darum, dass Männer und Frauen lernen, ihr Genitalgewebe zu wecken und zu sensibilisieren, als es zusätzlichen Traumatisierungen auszusetzen. Ein lebendiger Penis wird auch eine weite Vagina wahrnehmen. Genauso wie eine lebendige weite Vagina den Penis wahrnehmen kann. Aber unsere Geschlechtsorgane sind sehr oft recht empfindungslos geworden. Neulich wurde auch gerade das Aufspritzen des G-Punktes zum neuen Trend gemacht. Auch hiervon wird behauptet, dass Frauen dann mehr spüren. Aber wir wissen ja jetzt, dass es sich beim G-Punkt um das Prostataschwellgewebe handelt. Und wie der Name es sagt: Schwellgewebe heisst, dass es sich mit Blut füllen, also anschwellen kann. So erscheint dieses Aufspritzen vollends absurd, denn wenn die Frau erregt ist, wird dieses Gewebe von selbst anschwellen.

Sexuelle Themen werden entweder aufgebauscht und mit ein paar Expertenzitaten glaubwürdiger gemacht oder dann eben kommentarlos in die Zeitungen gesetzt. Sie kommen aufgrund von Mitteilungen, die täglich zu Dutzenden an die Presse verschickt werden, zustande. Das heisst, es sind jeweils höchst parteiische Meldungen, die da verschickt werden, und wie gesagt oft weder hinterfragt noch nachrecherchiert. Das zeigt das Beispiel G-Punkt. Im Frühling war zu lesen: «Wissenschaftler beweisen: Den G-Punkt gibt es nicht.» Und im Herbst ist dann zu lesen: «Immer mehr Frauen lassen den G-Punkt aufspritzen.» Also scheint es ihn jetzt plötzlich doch zu geben. Kann man das ernst nehmen? Wohl eher nicht, und trotzdem beeinflusst es uns mehr, als wir wahrhaben wollen.

Ich finde es wichtig, solche Mechanismen zu kennen, um zu wissen, wie sehr wir dauernd manipuliert werden. Und umso wichtiger scheint mir auch aus diesem Grund zu sein, dass wir unser Eigenes kennen und als richtig erachten und nicht Spielball von vermeintlichen Trends werden.

## Empfindungslose Vagina

Ich möchte hier noch einmal kurz auf ein Thema eingehen, das ich im Kapitel «Freudenfluss» schon beschrieben habe, auf die empfindungslose Vagina.

«Wenn es zu Geschlechtsverkehr kommt, empfinde ich nichts. Wenn es nach mir ginge, ich könnte bestens darauf verzichten.» «Ich lebe eine wirklich tabulose Sexualität. Aber wenn ich ehrlich bin, auf den Geschlechtsakt könnte ich verzichten.» «Ich bin erregt, wenn er mich streichelt, aber sobald er eindringt, ist alles weg, und ich empfinde nichts. Ich tu's nur für meinen Partner.»

Das sind drei Beispiele von ganz vielen. Und das auszusprechen ist ein grosses Tabu. Meine Beobachtung ist, und zwar nicht nur in der Praxis, dass ein Grossteil der Frauen ihre Vaginen regelrecht gepanzert haben. So sehr, dass an diesem intimen Frauenort kaum lustvolle, freudige, tiefe Empfindungen vorhanden sind. Nun, warum panzert man sich? Um sich zu schützen. Und warum schützt man sich? Aus Angst vor möglichen bzw. vor weiteren Verletzungen vielleicht?

Heutzutage versucht man uns weiszumachen, dass mit unserer Anatomie etwas nicht stimmt: die Vagina ein empfindungsloser Schlauch, und die Klitoris als Lustquelle leider am falschen Ort platziert. Ich behaupte, unsere Anatomie stimmt sehr wohl, aber unser Umgang mit Körper und Sexualität stimmt möglicherweise nicht.

Feminismus hin oder her: Die Frau ist, genital gesehen, der aufnehmende, empfangende Teil, der Mann der gebende. Aber dieses wirklich ganz tiefe, von Herzen kommende Den-Mann-aufnehmen-und-empfangen-Können haben wir Frauen verlernt bzw. noch kaum verinnerlicht. Als Frauen tragen wir sozusagen in den Zellen, was Frauen früherer Generationen erlebt haben: Verstümmelung, Vergewaltigung, Missbrauch, Übergriffe, Erniedrigung usw. Und täglich geht dieses Elend weiter, ein Ende ist nicht in Sicht.

Umso mehr liegt es an uns Frauen, in unseren nächsten Beziehungen genau hinzuschauen: Wer ist mein Gegenüber? Ist es der Mann, der tatsächlich missbraucht hat? Ist es das Ungeheuer, das irgendwo in meinem Frauen-Unbewussten hockt? Oder ist es ein Mann, der genauso nach tiefer Verbindung sucht? In den nächsten beiden Kapiteln gehe ich weiter darauf ein.

Grundsätzlich ginge es darum, endlich selber Verantwortung zu übernehmen. Auch für die Vagina.

Solange auch heute noch ein Grossteil der Frauen dem Mann zuliebe bzw. aus Angst, den Mann zu verlieren, Geschlechtsverkehr zulässt, duldet, hinhält, wird sich nichts grundlegend verändern. Mit jedem dieser Akte wird die Verhärtung stärker und der unbewusste Groll auf «die schwanzorientierten Männer» tiefer. Wir beschneiden uns damit selber um erfüllte, nährende Sexualität und um die tiefe Vereinigung, nach der wir uns im Grunde des Herzens sehnen.

Erst wenn Frauen mit ihrer Vagina achtsam umgehen und anderes Verhalten nicht mehr zulassen, wird ihnen der Mann sexuell mit ebensolcher Achtsamkeit begegnen können. Und erst wenn eine Frau den Mann von Herzen ganz in ihre lebendige, wache Vagina aufnehmen kann, wird der Mann auch von Herzen in seiner gebenden Rolle aufgehen können. Und das ist unendlich heilsam. Für Frau wie für Mann.

Ein Grossteil der Frauen, die zu mir in die Massage kommen, haben wie ich selber auch sexuellen Missbrauch und sexualisierte Gewalt erlebt. Ich wünschte mir, dass alle betroffenen Frauen wissen: Heilung ist möglich, ebenso wie auch eine freudige, selbstbestimmte und -verantwortliche Sexualität irgendwann möglich werden kann. Trotzdem kann es immer wieder Phasen oder Momente geben im Leben, wo die Geschichte plötzlich wieder präsent wird, beispielsweise wenn Sie etwas Entsprechendes in der Zeitung lesen.

Verdrängen Sie das nicht, aber steigen Sie auch nicht ein und suhlen sich darin. Sondern halten Sie inne, atmen Sie tief, und nehmen Sie einfach Ihren Körper für einen Augenblick wahr. Wird's irgendwo eng, schwer? Ist der Atem abgeklemmt, sind Sie innerlich erstarrt? Seien Sie sich bewusst, das hat nichts mit dem Jetzt zu tun. Es ist Ihr damaliges Erleben, an das sich Ihr System noch erinnert, welches die damaligen Gefühle oder das damalige Verhalten wieder aktiviert. Atmen Sie, schütteln Sie Ihren Körper, tanzen Sie, schauen Sie sich um, hören Sie. Kurz: Versuchen Sie, ganz da zu sein, indem Sie wach alle momentanen Sinneseindrücke wahrnehmen. Fragen Sie sich auch: «Was brauche ich jetzt gerade, damit es mir gut geht?», und geben Sie sich das auch.

Auch eine Berührung, ein Wort oder ein Geruch kann die alten Geschichten wieder aktivieren, und zwar ganz unvermittelt und auch noch Jahrzehnte später. Wenn das durch den Partner, den Gynäkologen oder in einer Massage ausgelöst wird, schauen Sie hin. Es ist sehr wichtig, dass Sie Ihr altes Erleben nicht auf diese neue Situation oder dieses Gegenüber übertragen. Schauen Sie die Person an, und bleiben Sie in Ihrem Körper. «Oh, es ist nicht mein Peiniger, es ist mein Partner oder der Gynäkologe, dem ich ja vertrauen kann.» Versuchen Sie auch zu formulieren, was Sie jetzt gerade erleben, damit das Gegenüber innehalten und präsent sein kann, so dass Sie die Gelegenheit haben zu schauen, zu atmen, zu spüren. Wenn Sie hingegen erneut auf eine Art berührt werden, die Sie nicht mögen, die Sie verletzt, dann steigen Sie sofort aus.

Es kann auch immer wieder Phasen von unerklärbarer Traurigkeit geben, da kann es dann gut sein, diese Traurigkeit einfach zur Kenntnis zu nehmen und auf dieser Welle sozusagen mitzuschwimmen, aber dann im Wellental auch wieder auszusteigen. Dieses Aussteigen ist enorm wichtig, denn sonst kann eine Art Suhlen entstehen, eine unnötige Identifikation: «Ich, die Missbrauchte». Sie sind jedoch nie nur die Missbrauchte. Sie sind genauso auch freudig, intelligent, zärtlich, geschäftstüchtig, arrogant, unsicher usw.

So ein sexuelles Trauma ist nie einfach «verarbeitet» und kann dann abgehakt werden, es bleibt immer Teil der Lebensgeschichte, aber, wie gesagt, es ist möglich damit zu leben – freudig zu leben und nicht einfach bloss zu überleben. Und wenn es heil werden konnte, wird es irgendwann auch das sexuelle Verhalten und das Verhalten gegenüber den Männern nicht mehr unbewusst mitdiktieren.

Manchmal darf sich etwas, was tonnenschwer auf einem Leben gelastet hat, einfach wenden und zu einer Stärke werden. Meine Erfahrungen beispielsweise haben es notwendig gemacht, dass ich mich vertieft mit meiner sexuellen Geschichte, mit meinem sexuellen Erleben, mit meinen sexuellen Mustern, meinem sexuellen Verhalten usw. auseinandersetzen musste. Und je tiefer ich das tat und je heiler ich wurde, desto mehr erwachte auch ein fachliches Interesse für sexuelle Themen, und ich begann diesbezügliche Aus- und Weiterbildungen zu besuchen. Und es wurde zu meiner Berufung und zu meinem Beruf, Menschen auf dem Weg zu ihrer eigenen Sexualität zu begleiten.

Mir fällt auch auf, dass Missbrauchserlebnisse oft erst mit einem urweiblichen Ereignis wie beispielsweise einer Geburt oder dann im mittleren bis höheren Lebensalter in die Erinnerung zurückkehren. Auch um die Wechseljahre herum scheinen Frauen eine neue Kraft zu entwickeln, die es ihnen möglich macht, endlich hinzuschauen, ohne daran zugrunde zu gehen. Wie wenn ein Panzer aufbricht oder eine Mauer einstürzt. Es sind unglaublich bewegende Momente, wenn etwas lange Verborgenes ins Bewusstsein tritt.

Meiner Ansicht nach ist es nicht unbedingt ratsam, mittels Rückführungen und Ähnlichem die genauen Erlebnisse kennenzulernen. Meine Erfahrung ist: Wenn der richtige Zeitpunkt dafür da ist, das heisst, wenn die Seele es verkraften kann, wird sich das Wissen einstellen. Und ich denke, es ist für das Heilwerden auch nicht notwendig, genau zu wissen, was geschehen ist, und schon gar nicht, das noch einmal durchzuleben. Viel wichtiger ist es anzuerkennen, dass etwas vorgefallen ist – denn dieses Körperwissen ist als Ahnung wahrnehmbar – und es liebevoll als Teil der eigenen Geschichte anzunehmen. Erst wenn ich etwas annehme, ist auch Versöhnung damit möglich und Heilung, so dass sich damit verbundene Scham-, Schuld- und Verurteilungsgefühle auflösen können. Wichtig ist es, den klaren Entscheid zu treffen, nicht mehr Opfer zu sein, und alles Weitere in die eigene Hand zu nehmen.

Das heisst, es ist notwendig, dass betroffene Frauen – und Männer – ihre Heilung ganz bewusst wollen und ganz bewusst Verantwortung für ihren Körper und ihre Sexualität übernehmen. Das kann heissen, sich zu massieren und zu erkunden, sich liebevoll zu berühren, gefühlloses Gewebe vielleicht auch mit einer Massagebrause geduldig zu stimulieren, so dass mit der Zeit vielleicht wieder Empfinden möglich wird, überreizbares, kitzliges Gewebe hingegen mit sehr präsenten Berührungen zu beruhigen, so dass Vertrauen entstehen kann. Auch Bewegung und Atem sind unterstützende Werkzeuge im Heilungsprozess. Damit sind jedoch nicht die erneut einengenden Fitnesscenter-Übungen gemeint, sondern z. B. lustvolles, wildes Tanzen und tiefes, körperfüllendes Atmen. Als Ergänzung zu meiner Arbeit empfehle ich gerne auch das Tanzen der fünf Rhythmen nach Gabrielle Roth oder eine Atemtherapie. Im Anhang finden Sie die entsprechenden Links.

Es scheint mir auch wichtig zu wissen, dass nicht nur sexualisierte und sexuelle Handlungen Auslöser für sexuelle Traumatisierungen sein können bzw. dass nicht nur solche Erlebnisse Symptome sexueller Traumatisierungen auslösen können. Es kann ebenso gut sein, dass ein kleines Mädchen beim Spielen mit dem Genitalbereich schmerzhaft auf eine Turnstange prallte, es kann sein, dass Eltern den kleinen Jungen beim Wickeln grob angefasst haben, es kann sein, dass ein gynäkologischer Untersuch nicht mit dem notwendigen Feingefühl und Achtung vor dem Weiblichen ausgeführt wurde, es kann sein, dass operative Eingriffe oder Geburten Auslöser sind, dass Genitalgewebe sozusagen traumatisiert wurde. Auf der Körperebene ist dann das Gewebe betroffen, das heisst, die Zellen haben sich gemerkt: Berührung heisst Schmerz.

Ich beobachte auch, dass Menschen, die viel zu früh zur Welt kamen, Symptome von sexueller Traumatisierung aufweisen können. Ich nehme an, dass das mit den damaligen Berührungen zu tun hat, die das Nervensystem dieses kleinen Wesens noch gar nicht einordnen konnte, die es vielleicht jedes Mal zusammenzucken liessen. Auch dieses Gewebe hat sich gemerkt: «Achtung, Gefahr!» Und so sind auch in späteren Jahren Hingabe und Entspannung oft fast nicht möglich, weil sich bei einer Annäherung etwas zusammenzieht.

Auch hier ist ein langsames, sehr behutsames Heranführen an Berührung und Empfindung nötig, was es mit der Zeit ermöglicht, dass Gewebe sich bei Berührung ausdehnen kann, statt sich zusammenzuziehen. Aber meist haben Betroffene keine Geduld und probieren mal da etwas, mal dort etwas und wollen nur, dass es endlich klappt. Aber bedenken Sie: Wenn Gewebe oft über Jahrzehnte hinweg mit Zusammenziehen auf Berührung reagiert hat, geschieht das «Umprogrammieren» nicht in einer oder zwei Sitzungen.

Wie wir gesehen haben, hängen Gefühlsbereich und Vagina nervlich zusammen. So können z. B. auch Wahrnehmungen aus frühester Kindheit Auslöser für spätere sexuelle Empfindungslosigkeit sein. Das Kind hat zwar nicht direkt eine Handlung erlebt, aber sein Körper, sein ganzes System reagiert genauso, wie wenn es diese Handlung selber erlebt hätte. Wenn beispielsweise ein kleines Mädchen wahrnimmt oder beobachtet, wie sich seine Mutter jedes Mal mit leidendem Gesicht abwendet, wenn der Vater sich ihr annähert oder sie berührt, wird es sich ganz unbewusst schwören: «Ich will nie so leiden wie meine Mutter, wenn ich gross bin. Ich lass lieber keinen Mann in meine Nähe.» Und sie tut unbewusst genau das Gleiche wie ihre Mutter, obwohl sie es ganz anders machen wollte. Sie wird später nie mit Freude und Hingabe die Berührungen eines Mannes empfangen können, wenn sie nicht irgendwann ihren unbewussten Schwur erkennt und revidiert.

In den letzten Jahrzehnten haben wir gelernt, dass die Vagina nichts zur sexuellen Erfüllung beiträgt, sondern dass es um die Klitorisperle geht. Das Zweite ist an sich eine wichtige Erkenntnis, denn sie hat dazu beigetragen, dass sich mittlerweile viele Frauen als lustvoll und orgasmusfähig erleben. Aber vielleicht ist es jetzt an der Zeit, dass Frauen in der Entdeckung und Erweckung von Körper und Sexualität einen Schritt tiefer gehen. Zur Vagina, denn es kann doch nicht sein, dass ein zu äusserst tiefen Empfindungen fähiges Sexualorgan sozusagen im Dauerschlaf liegt.

Die Vagina ist, wie gesagt, im Gegensatz zur Klitoris viel stärker mit dem Gefühlsbereich verknüpft. Damit erklärt es sich auch, wie oben beschrieben, dass frühkindliche Abwertungen, sexuelle Traumata, Geburten, Abtreibungen, gynäkologische Untersuche, nicht wirklich gewollter Geschlechtsverkehr usw. energetische und ganz konkrete Verhärtungen der Vagina zur Folge haben können. Das heisst, die Frau macht sich sozusagen empfindungslos für diese Schmerzen, aber gleichzeitig auch für freudiges, lustvolles Empfinden.

Als «da unten» wird dieser Frauenort bezeichnet. Und so kann die Entdeckung der Vagina buchstäblich heissen, in den Keller hinabzusteigen. Etwas, womit viele Menschen diffuse Ängste, ambivalentes Erschauern und nacktes Grausen verbinden. Emotionen und Gefühle also. Und genau darum geht es, wenn eine

Frau in der Tiefe ihrer Vagina forscht: Gefühle wahrzunehmen und ihnen Raum zu geben und diese Gefühle dann nicht mit Emotionen zu überdecken.

Auf den Unterschied zwischen Gefühl und Emotion komme ich im Kapitel «Paar» dann zurück. Hier nur so viel: Ein Gefühl ist das, was jetzt unmittelbar ist. Eine Emotion ist das, was unbewusst darübergeschoben wird, meist Uraltes, so dass man selber – und erst recht ein Gegenüber – oft nicht weiss, worum es eigentlich geht.

Aber zurück zur Vagina: Heilsam kann es sein, wenn Frauen sich regelmässig liebevoll berühren, streicheln und massieren und vorerst nichts anderes tun, als nur wahrzunehmen, was sich dabei auf der Gefühlsebene tut. Die vorherigen Experimente sowie das Experiment Entdecken der G-Zone helfen dabei, dem oft lange Versteckten ans Tageslicht zu verhelfen. Dadurch kann Heilung geschehen. Manchmal macht es auch Sinn, sich dabei begleiten zu lassen oder das Erlebte aufzuschreiben. Wichtig ist, dass Frauen nicht in der Opferrolle bleiben und sich in diesen Gefühlen suhlen, sondern dass sie hinschauen, um es dann auch wieder wegzulegen, und damit immer mehr dafür besorgt sind, dass es auch ihrer Vagina gut geht.

Manchmal ist es hilfreich, wenn sich eine Frau eine liebevolle, seriöse Intimmassage geben lässt, einfach um zu spüren, was damit gemeint sein kann, und um dann die weiteren Schritte selber in Angriff zu nehmen. Auch hierbei scheint mir die sexuelle Absichtslosigkeit das Zentralste zu sein. Wenn ich mit einer, wenn auch versteckten Erwartung berühre oder wenn in meiner Art zu berühren eine sexuelle Absicht oder etwas Sexualisiertes steckt, kann sich die Empfangende nicht im gleichen Masse ihrem eigenen Prozess hingeben, denn sie wäre dadurch in ihren Verhaltensmustern bestärkt, statt dass diese für sie spürbar würden.

Als Beispiel: Wenn ich eine eindringende Intimmassage gebe, frage ich jeweils, ob mein behandschuhter Finger in diesen Frauenraum eintreten darf. Wenn ja, warte ich an der Pforte, bis die Frau meinen Finger auch wirklich einlässt. Ich forciere nichts. Ich gehe nur so weit, wie mir das Gewebe Einlass gewährt. Wenn kein Einlass gewährt ist, bleibe ich draussen.

Dieses achtsame Vorgehen macht für die empfangende Frau eins zu eins erlebbar, wie oft sie unachtsam oder ungeduldig mit sich selber ist, wie oft sie sich nicht wahrnimmt und wie oft sie sich selber übergeht. Das einmal in geschütztem Rahmen so direkt zu erleben, ermöglicht ein Umlernen, eben weil sie es schon einmal erfahren hat.

Ich bleibe auch oft mit meinem Finger einfach ganz ruhig in der Vagina und ermutige die Frau, dahin zu atmen, ihren Atem auch zu den Stellen zu schicken, die dumpf oder verhärtet sind. Ich ermutige sie auch, mit ihrem Gewebe meinem Finger entgegenzukommen. Nicht ich tue etwas, sondern sie versucht, ihr Vaginalgewebe genau wahrzunehmen und zu entspannen und auszudehnen.

## Schmerzhafter Geschlechtsverkehr

Ich selber leide phasenweise unter schmerzhaftem Geschlechtsverkehr. Etwas, was ich mit vielen vielen Frauen teile. Trotzdem lebe ich heute eine freudige und lustvolle und schmerzfreie Genitalsexualität. Ich habe gelernt, wie ich mein Genitalgewebe bei eindringendem Geschlechtsverkehr Schritt für Schritt entspannen kann, indem ich ganz genau wahrnehme, also in meinem Körper präsent bin. Dieses Präsentsein ist ein wichtiger Lernschritt für alle Frauen, vor allem auch für Frauen, die sexuelle Traumata erlebt haben und welche die Tendenz haben, bei sexueller Aktivität aus ihrem Körper zu verschwinden oder sich sonst wie in Gedanken zu verlieren.

Nur wenn ich genau wahrnehme, kann ich meinem Partner

auch genau mitteilen, wann er für einen Moment innehalten und präsent bleiben muss, damit ich mein Gewebe Stückchen für Stückchen entspannen und ausdehnen kann. Und es kommt mir immer wieder wie ein Wunder vor, dass sich der Schmerz einfach auflöst und der Lust und Freude Platz macht. Es bedeutet aber auch, dass eine Frau sich ihrem Partner, so wie sie auch noch ist, zumutet. Und dass sie allfällige Gefühle wie «Ich bin kompliziert, ich genüge als Frau nicht, ich werde ihn verlieren» usw. bei sich lässt und nicht ihm überstülpt. Es bedeutet, dass sie es auch aushält, wenn der Mann einmal sagt: «Ich wünsche mir wieder einmal so richtig hemmungslosen, unkomplizierten Sex.»

Natürlich ist es wichtig, dass Sie über Ihre Schmerzen beim Geschlechtsverkehr auch bei der Gynäkologin oder beim Gynäkologen reden. Manchmal kann eine Infektion, ein Pilz oder auch eine Zyste Auslöser für Schmerzen sein. Aber sehr oft ist keine körperliche Ursache ersichtlich. Ich weiss, dass viele Frauen wegen der Schmerzen beim Geschlechtsverkehr beinahe verzweifeln. Viele betäuben sich mit Alkohol oder Drogen, um den Schmerz nicht zu spüren, oder beissen auf die Zähne und hoffen, dass es bald vorüber ist. Ärzte verschreiben Schmerzmedikamente, was ich als zynisch empfinde, denn es verunmöglicht der Frau, heil zu werden und ihre Sexualität lustvoll und freudig zu leben. Es zementiert aber auch das alte Bild, wonach die Frau für die sexuelle Befriedigung ihres Mannes zuständig ist, in der Haltung: Augen zu und durch. Auch Psychotherapie und Entspannungsübungen allein greifen meiner Erfahrung nach meist zu wenig tief. Erst das ganz direkte Erfahrbarmachen auf der Körperebene, das Wahrnehmen statt Erdulden, das Aktivwerden statt Zulassen, indem bewusst und gezielt Gewebe entspannt wird, lösen Schmerz auf.

Es ist jedoch nicht einfach eine Methode der tiefen Gewebeentspannung, sondern damit einher gehen auch tiefe seelische Prozesse und das Erkennen von eigenen Mustern.

Auch bei Vaginismus scheint mir dieses Vorgehen sinnvoller als das mechanische Dehnen mit Dilatatoren, welches das Vaginalgewebe zusätzlich noch traumatisieren kann.

Die Schwierigkeit ist wohl eher, eine Frau oder einen Mann zu finden, die/der eine solche therapeutische Genitalmassage mit der notwendigen Achtsamkeit und sexuellen Absichtslosigkeit durchführt. Darum im Zweifelsfall lieber selber geduldig experimentieren! Oder auch zusammen mit dem Partner oder der Partnerin oder warum nicht mit einer guten Freundin?

# Kapitel 5
# Unterwegs zum Mann

## Abgewertete Männer

Als Frau steht es mir nicht zu, den Männern im Allgemeinen zu sagen, was sie zu tun haben. Diese Aufgabe hätten die weisen Männer zu übernehmen. Aber als Frau kann ich den Frauen – uns Frauen – einen Spiegel vorhalten und auch Unbequemes und Unpopuläres aufzeigen, weil ich mich als Frau auf dem gleichen Weg befinde. Weil ich mit den gleichen Mythen konfrontiert bin, weil ich auch als Frau sozialisiert wurde, weil ich die gleichen Verletzungen mittrage und weil ich dieselben unbewussten Mechanismen kenne. So mag es einigen Leserinnen vielleicht so vorkommen, dass ich mit den Frauen etwas härter ins Gericht gehe und die Männer wieder einmal verschont werden. Ich versuche das auszuhalten, denn mir scheint, es sind Dinge, die ausgesprochen werden müssen. Und ich nehme es hier gleich vorweg: Es ist Aufgabe der Frau, den ersten Schritt hin auf den Mann zu tun; nicht weil wir es müssen, sondern weil wir es können.

Zusätzlich zur Heilung des weiblichen Genitales gäbe es auch Aspekte des Alltäglichen zu heilen: Mir fällt bei Frauen besonders stark auf, wie sehr sie Männer immer wieder abwerten. Ich möchte hier nicht darauf eingehen, dass auch Männer Frauen abwerten und wir uns darum doch gar nicht bemühen müssen, es anders zu machen. Das Kinderspiel «Ich nicht, er auch» möchte ich hier nicht spielen. Ich möchte wirklich uns Frauen den Spiegel hinhalten. Aber selbstverständlich dürfen auch Männer in diesen Spiegel schauen.

Ich vergesse nie den Augenblick, als es mir nach einem tantrischen Ritual buchstäblich wie Schuppen von den Augen fiel, wie sehr ich Männer abwertete, wie tief und uralt, viel älter als ich, eine Kluft, eine Verletzung sein muss, die ich unterschwellig jedes männliche Wesen habe spüren lassen. Ich spürte diese tiefe uralte Verletzung in jeder Faser meines Körpers. Ich war zutiefst erschüttert, und es ist eines der prägenden Schlüsselerlebnisse in meinem Leben. Und von einem Moment auf den anderen, als dieses tief verborgene Geheimnis und der damit verbundene Mechanismus ans Tageslicht kamen, waren mein Verhalten und mein Verhältnis zu Männern ein anderes. Ich habe mich bewusst dafür entschieden, es in Zukunft anders zu machen. Ich habe mich bewusst dafür entschieden, den Männern mit Achtung zu begegnen. Und was geschah? Ich erlebe es seither fast ausschliesslich genauso!

Das ist wie Magie: Wenn man sich selber für eine Veränderung entscheidet, kann es gar nicht anders sein, als dass sich auch im Aussen etwas verändern wird.

Als Beispiele, die abwertendes weibliches Denken und Verhalten aufzeigen sollen, im Folgenden zwei Zuschriften. Und bitte verstehen Sie das wie einen Spiegel, in den Sie schauen, um allfällig eigene Verhaltensmuster erkennen zu können, und nicht als eine Abwertung Ihres Verhaltens.

«Ich bin 60, schlank, modisch, chic und alle, die mich kennen, können nicht verstehen, dass ich keinen Freund habe. Der Mann, der altersmässig zu mir passt, ist mir zu einfallslos. Ich habe es schon mit Inseraten versucht, aber da melden sich fast nur verheiratete oder Männer ohne Niveau. Hilfe, wie finde ich einen hübschen, schlanken, glatt rasierten Mann mit Schnurrbart?»

Was diese Frau schildert, erzählen viele Frauen. Es ist eine Tatsache, dass es für Frauen mit zunehmendem Alter schwieriger wird, einen Partner oder Liebhaber zu finden. Aber es ist beileibe nicht aussichtslos!

Zwischen den Zeilen schimmert für mich aber auch etwas Fatales durch: Die Haltung vieler reiferer Frauen «Männer in meinem Alter taugen nichts mehr.» Mit dieser abwertenden Haltung wird ihr Blick kaum je neugierig auf einem Mann im «passenden» Alter verweilen. Es ist doch so, dass wir genau das zu sehen bekommen, was wir sehen wollen, das, woran wir glauben, und das andere wird ausgeblendet. Im geschilderten Fall heisst das, wir sehen lauter 60-Jährige, mit denen nichts mehr los ist, und unsere Haltung wird noch bestärkt. Und wenn der Gesuchte auch noch genau die oben beschriebenen äusseren Attribute vorweisen muss, verengt sich der Blickwinkel noch mehr.

So kann ich mir gut vorstellen, dass Frauen schon an manchem interessanten und auf seine ureigene Weise attraktiven Mann achtlos vorbeigegangen sind. Sie haben seine bewundernden Blicke nicht wahrgenommen, weil er nicht glatt rasiert oder nicht ganz schlank war, oder sie dachten vielleicht gerade: «Männer in diesem Alter sind eh langweilig.» Wer den Fokus eher auf die eigene innere Herzgegend richtet, wird vielleicht überrascht und beschenkt. Mit festen Erwartungen und genauen Vorstellungen passiert das kaum.

Oder eine andere Frau: «Es gibt einfach keine guten Männer. Entweder sind sie unentwickelt und unbewusst, festgefahren oder schlicht nicht beziehungsfähig. Nicht einmal an Orten, wo man etwas bewusstere Männer erwarten könnte, gibt es sie wirklich. Es ist zum Verzweifeln! Wo findet eine bewusste Frau im mittleren Alter einen Partner?»

Da rattert also bei jeder Begegnung mit einem Mann der innere Scanner los: «Aha, beziehungsunfähig, unbewusst, festgefahren» usw., bevor auch nur richtig hingeschaut wird. Wenn John Lennon einst sagte: «Leben ist das, was passiert, während wir gerade damit beschäftigt sind, andere Pläne zu schmieden», könnte das übersetzt auf diese Situation heissen: «Da ist ein Mann, aber ich sehe ihn nicht, weil ich gerade dran bin, ihn mir anders zu basteln.» Wie können Frauen einen «guten Mann» erwarten, wenn sie selber nicht bereit sind, Achtung zu zeigen, das heisst, hinzuschauen und sich auf das einzulassen, was ist?

Ein Mann ist nie einfach nur unbewusst, genauso wenig, wie eine Frau einfach nur bewusst ist. Jeder Mensch vereinigt ganz Verschiedenes und zum Teil sehr Gegensätzliches in sich. Diese Gegensätze an sich selber anzuerkennen und auch annehmen zu lernen ist gar nicht so einfach, weil sie innert Sekunden ein mühsam aufrechterhaltenes Gebilde zum Einstürzen bringen können.

Begegnungen sind letztlich auch Spiegel. Und es kommt nicht von ungefähr, was wir im anderen sehen und erkennen können.

## Die Aufgabe der Frau

Da gäbe es Fragen, die Sie sich selber stellen könnten: Wie begegne ich dem anderen Geschlecht? Was habe ich für Erwartungen? Wer ist dafür zuständig, dass die erfüllt werden? Was sind meine Lebensmuster? Warum sehe ich eigentlich nur die «unbewussten» Männer und alle anderen nehme ich offenbar gar nicht wahr?

Glaubenssätze wie «Männer sind so und so» verunmöglichen es hinzuschauen, wie sie denn auch noch sind. Grundsätzlich sind Männer Menschen wie Frauen auch, mit den Grundbedürfnissen nach Liebe, nach Achtung, nach Zärtlichkeit. Und sie brauchen kaum die Nacherziehung und das Genörgel der Frau, sondern genauso wie Frauen auch ein Gegenüber mit einem offenen Herz.

Aber, Achtung: Das Herz zu öffnen kann schmerzhaft sein. Denn plötzlich sind Sie vielleicht mit der eigenen Angst vor Beziehung konfrontiert, mit dem eigenen Festgefahrensein, mit der eigenen Unbewusstheit, Aspekte, die jeder Mensch auch in sich hat. Mann wie Frau.

Aber nur dadurch kommen Sie der Sache näher. Das kann nach dem ersten Erschrecken über sich selber befreiend sein, weil so die eigene Verantwortung wahrgenommen und sie nicht länger auf die Männer abgeschoben wird.

Klagen über die Männer, die alle so unentwickelt sind und die sich sowieso nicht einlassen wollen, tun mir weh. Damit schaden sich die Frauen. Mann und Frau sind gleichwertig. In der Praxis erlebe ich fast jeden Tag Männer und ihre Not. Männer, die sich einlassen möchten, die ganz viel für die Frau tun, aber offenbar nie das Richtige, die dann aber wortwörtlich zu hören bekommen: «Du stehst noch nicht an diesem Punkt, du bist noch nicht so bewusst, als Mann kannst du das nicht beurteilen, als Mann wirst du nie so entwickelt sein ...».

Solange wir Frauen uns derart anmassend selbst überhöhen und solange wir den Schwarzen Peter den Männern zuschieben, kann es keinen Frieden zwischen den Geschlechtern geben.

«Aber wir Frauen sind doch weiter, wir sind doch spiritueller», höre ich oft. Das mag sein, ich weiss es nicht. Aber wenn es so wäre, dann wäre es erst recht unsere Aufgabe, dieses Weiter-Sein, dieses Spiritueller-Sein auch weise einzusetzen. Wenn es so wäre, dass Frauen «weiter» sind, dann stünde ja wohl so etwas wie eine Ordnung dahinter und damit verknüpft auch eine Aufgabe. Ein allfälliges «Weiter-Sein» dürften wir also eher als Gnade betrachten, die uns aus irgendeinem Grund zugefallen ist. Das dürfte also auf keinen Fall mit einer Wertung verbunden sein. Wenn ich etwas erkennen kann, heisst das nicht, dass ich besser bin, es heisst einfach, dass ich es erkennen kann. Punkt. Warum ist es so wichtig, darauf zu pochen, dass wir «spiritueller» oder «weiter» sind? Warum klammern sich viele Frauen regelrecht daran? Vielleicht ist es an der Zeit, hinzuschauen auf uralten Groll und ihn endlich anzuerkennen, diesen Groll, der von der Mutter auf die Tochter, vom Vater auf den Sohn, von Generation zu Generation weitergegeben wurde und wird. Erst wenn wir uns dessen bewusst sind, können wir auch bewusst den Entscheid treffen, es künftig anders zu machen. Und Andersmachen beginnt nur und ausschliesslich bei sich selber.

In der Begegnung mit einem Mann – oder einer Frau – ginge es darum, sich selber zu zeigen, so dass ein Gegenüber auch sehen kann. Es ginge darum, mit offenem Herzen zuzuhören, damit das Gegenüber auch wirklich gehört wird. Es ginge darum, einem Gegenüber mit Achtung, auch für sein Anderssein, zu begegnen. Es ginge darum, das ohne Wenn und Aber zu tun, ohne dieses «Die Männer tun ja auch nicht, können ja auch nicht, verletzen mich nur, schätzen es gar nicht, sind nicht so weit …».

Es liegt in der Verantwortung jeder Einzelnen, ob sie mit offenem Herzen oder mit vorgefassten Meinungen, tonnenschweren Erwartungen, uralten Verletzungen oder rosa Bildern auf ein Gegenüber zugehen will. Wie wäre es, wenn Frauen – und für Männer gilt natürlich der gleiche Mechanismus – das versuchen würden? Ich bin sicher, dass frau solcherart die «beziehungsfähigen» Männer mitten unter uns erkennen würde.

Vielleicht ist Ihnen jetzt gerade etwas unbehaglich zumute, und Sie nehmen Widerstände gegen das eben Gesagte wahr, oder Sie finden völlig daneben, was ich geschrieben habe. Dann lassen Sie sich doch einfach einmal in diesen Widerstand hineinsinken. Atmen Sie und nehmen Sie nur diese Emotion wahr. Wo im Körper ist dieser Widerstand spürbar? Wie genau fühlt er sich an? Wie fühlen Sie sich gerade insgesamt? Was für Gedanken schiessen Ihnen allenfalls durch den Kopf? Erinnert Sie diese Emotion an etwas, was Sie schon einmal erlebt haben? An ein Gefühl? An eine Begebenheit? Oder ist da nur der Hauch einer Ahnung, so wie wenn sich durch einen Windhauch ganz kurz der Vorhang bewegt?

Lassen Sie sich Zeit und versuchen Sie immer wieder einen tiefen Atemzug zu nehmen, vielleicht auch einen tiefen Seufzer.

Ist Ihnen bewusst, was Sie gerade jetzt tun?

Sie sind bei sich geblieben. Sie haben für einen Moment lang eine Empfindung wahrgenommen. Vielleicht hat Ihnen Ihr Körpergedächtnis auch blitzschnell mitgeteilt, dass das gar nichts Neues ist, dass Sie diesem Körperempfinden immer wieder begegnen.

Sie haben auf jeden Fall nicht an die Männer und ihr «Fehlverhalten» gedacht. Und darum ginge es auch bei Begegnungen. Bleiben Sie bei sich, das heisst, versuchen Sie für einen Moment einfach wahrzunehmen, was eine Begegnung in Ihrem Inneren auslöst, was sich in Ihrem Inneren gerade abspielt. Auf diese Art werden Sie nicht nur das aufgeregte Bauch- oder Herzkribbeln der Verliebtheit wahrnehmen können, sondern auch das, was darunter liegt. Die unterschwelligen Erwartungen, die Sie vielleicht gleichzeitig und sofort damit verknüpfen, die unbewussten Bilder, die Sie sich von diesem Gegenüber machen usw. Vielleicht begegnen Sie aber auch Ihren eigenen Ängsten, Ihrem eigenen Sich-Verschliessen, Ihren Glaubenssätzen usw. Ganz sicher begegnen Sie Ihrem eigenen Verhaltensmuster in Bezug auf Männer.

Dieses Bei-sich-Bleiben ist der erste wirkliche Schritt der Frau hin zum Mann. Alles andere sind die bedürftigen Klammerärmchen von kleinen Mädchen. Und es ist die Aufgabe der Frau – vielleicht müsste ich sogar sagen: unsere übergeordnete Lebensaufgabe – diesen ersten Schritt zu tun, um die tiefe Kluft zwischen Mann und Frau aufzulösen.

Es ist unsere Aufgabe als Frau, dieses Muster zu erkennen und den Fehdehandschuh, der von Generation zu Generation weitergereicht wurde und wird, nicht mehr anzuziehen!

Vielleicht nehmen Sie erneut einen Widerstand wahr: Ausgerechnet wir Frauen, die durch die Männer derart zu leiden haben, durch sexuellen Missbrauch, teilweise schon in frühester Kindheit, sexualisierte Gewalt, sexuelle Übergriffe, Mord, Verstümmelung, seelische Grausamkeiten usw., sollen auf die Männer zugehen?

Und ich setze noch einen drauf: Auch wenn Sie selber nie direkt mit einem der obgenannten Delikte konfrontiert wurden, geht das keineswegs spurlos an Ihnen vorbei. Sie sind immer mitbetroffen, weil Sie Frau sind, denn es existiert eine Art Verbindung unter den Frauen, das kollektive Frauen-Unbewusste. So wie es solche unbewussten Verbindungen innerhalb einer Ethnie, den Bewohnern eines Staates oder auch den Männern gibt. Also nicht nur das, was wir bewusst oder unbewusst ganz persönlich erleben und erfahren, prägt uns mit, sondern auch das, was alle Frauen erleben und erlebt haben, ist für Frauen mitprägend.

Ich gehe auch davon aus, dass alles, was wir je erlebt haben, als Information in unseren Körperzellen lagert. Dazu kommt: Bereits vor der Geburt eines kleinen Mädchens sind in dessen Eierstöcken alle Zellen gebildet, die sich später zu Eizellen weiterentwickeln, die Ureier. Jede Frau bringt also bereits bei ihrer Geburt solche direkten Zellinformationen von ihrer Grossmutter und von ihrer Mutter im eigenen Körper mit auf die Welt.

Vielleicht überlegen Sie sich einmal in aller Ruhe, was nur schon die Frauen aus der Generation Ihrer Grossmutter und Ihrer Mutter alles erlebt haben! Versuchen Sie deren Leben einmal in den gesellschaftlichen Kontext zu stellen. Wie ging man um mit dem Thema Sexualität? Wie war die Stellung der Frau in der Gesellschaft? Lebten sie zu Zeiten eines Krieges? Was bedeutete das für die Frauen? Was wissen Sie ganz konkret von Ihrer Grossmutter und Mutter? Wie haben sie Sexualität erlebt? Was nehmen Sie wahr, wenn Sie so eine Frage stellen? Ist da Freude, Abwehr, Resignation oder eher unverhohlene Wut?

Diese Gedankenreise wird Ihnen ein bisschen aufzeigen, wie jede Generation geprägt wurde und was Sie von Ihren direkten Vorfahrinnen allenfalls mit auf den Weg bekommen haben. Und wenn Sie noch weiter zurückgehen, denken wir beispielsweise an die Inquisition, als Frauen verfolgt, verleumdet, gefoltert, bei lebendigem Leib verbrannt wurden! Was denken Sie, welche Auswirkungen hatte das auf die Frauen jener und der folgenden Generationen? Wir sind die Nachfahrinnen. Wir tragen sie noch in unseren Zellen. Die Angst. Den Schmerz.

Wie gesagt, ich werde nie vergessen, wie ich in jenem Ritual meine diesbezügliche Erleuchtung erlebte und wie stark dieses Körperwissen war. Ich wusste ganz plötzlich mit jeder Faser meines Körpers: «Das ist nicht allein Meines, was sich da manifestierte, das muss viel viel älter sein.» Ich weinte und spürte sehr genau: «Das sind nicht nur meine Tränen.» Das war derart stark in meinem Körper verwurzelt, und ich spürte eine Verbindung zu meinen Vorfahrinnen und Vorvorfahrinnen. Ich war wie mit Ketten an sie gefesselt. Aber genau durch dieses starke Körpererleben wusste ich sofort: «Ich will diese Kette jetzt unterbrechen. Ich will die Männer selber sehen. Jetzt. Mit meinen Augen. In meinem Umfeld.» Und ich begann sofort damit, die Männer anzuschauen, einfach zu schauen, und ich spürte buchstäblich, wie mein Herz aufging, weil ich ganz einfach bei mir war. Und mit dieser Erkenntnis einher ging auch das tiefe Wissen: Ich bin nicht für den Mann zuständig. Er ist genauso ein selbstverantwortliches Wesen wie ich auch.

Natürlich wusste ich das vorher auch schon. Aber es war ein oberflächliches Wissen. Erst seit ich so klar und eindrücklich spürte, dass ich offenbar auch noch für die Frauengenerationen vor mir mitreagierte, konnte ich auch danach handeln. Und die Erleichterung war riesengross!

Wenn Sie nun davon ausgehen, dass auch Sie solche unerkannten Anteile von uralten Lasten in sich tragen, nebst dem selber Erlebten, sind Sie sicher, dass Sie sich damit ganz tief und wirklich auf einen Mann einlassen können?

Ich glaube viel eher, es sind auch wir Frauen, die sich auf einer tieferen Ebene nicht einlassen können, weil wir vor lauter Verletzungen den Mann und seine Natur nicht achten können. «Wenn er so und so wäre, dann könnte ich mich schon einlassen», «Ich will nicht mehr verletzt werden», «Er soll doch erst mal ...», bekomme ich oft zu hören.

Ich selber war davon überzeugt: «Es sind die Männer, die sich nicht wirklich einlassen können, das weiss man doch.» Das wissen die Frauen. Und woher wissen sie es?

«Was tut er, was sagt er, was denkt er, wie verhält er sich, was fühlt er wohl, wenn er doch nur, warum reagiert er wie, jetzt müsste er doch, warum tut er nicht, warum tut er immer, ach, die Männer, ja, so sind sie halt, typisch Mann ... » Das waren Inhalte von oft abendfüllenden Frauengesprächen, an denen die Männer passend zurechtgebogen wurden. Und was brachten diese Gespräche? Die Überzeugung, dass wir Frauen richtig sind, dass die Männer aber noch weit von dem entfernt sind. Und wir gingen nach so einem Frauenabend innerlich gestärkt zu unseren Partnern zurück und versuchten sie in diese Richtung hin zu manipulieren. Mit dem Resultat, dass sie sich entweder innerlich entfernten und uns nicht mehr zuhörten oder noch mehr versuchten, alles richtig zu machen – was ihnen nie gelang – und sie dadurch erst recht nicht mehr spürbar waren. Und was taten wir? Wir bestraften sie dafür ganz subtil oder auch weniger subtil, so dass der Mann auf einer tieferen Ebene nicht mehr wusste, ob er eigentlich Partner ist oder Sohn.

Und das wiederum bestärkte uns in der Überzeugung: «Männer haben Angst vor der starken Frau.» So denken viele Frauen. Auch das ist in meinen Augen eine fatale Annahme, denn schon wieder wird der Schwarze Peter den Männern zugeschoben.

Ich erinnere mich an eine Mittagsrunde, in der Zeit, als ich noch als Journalistin tätig war. Das Gespräch drehte sich um Beziehungsthemen. Und irgendwann sagte ich dann diesen ominösen Satz: «Männer haben Angst vor mir, sie haben Angst vor starken Frauen.» Der einzig anwesende Mann schaute mich sehr interessiert und mit Unverständnis an und fragte mich: «Wie kommst du darauf»? In dem Moment wurde mir schlagartig bewusst, dass ich diesen oft gehörten und weit verbreiteten Satz einfach nachgeplappert hatte, und blieb ihm eine wirkliche Antwort schuldig.

In meinen heutigen Augen ist eine starke Frau eine Frau, die ganz bei sich ist. Die nicht in Bildern und Erwartungen lebt. Denn davor haben Männer Angst. Vor Frauen, die bewusste oder unbewusste Erwartungen und Forderungen an einen Mann stellen. An sein Verhalten, an sein Wesen usw. Starke Frauen halten es aus, wenn der Mann nicht so reagiert, wie sie es erwarten. Männer haben Angst vor Frauen, die sie nicht sein lassen, wie sie sind. Da bleiben sie lieber verschlossen und auf Reserve, denn sonst werden sie verletzt. Es ist wie ein ungefragtes Penetrieren, eine Art Vergewaltigung auf der Herzebene, was wir Frauen mit den Männern tun. Aber wir drehen das um in «Angst vor der starken Frau». Mit solch unüberlegtem Nachplappern, statt in der eigenen Tiefe zu forschen, schneiden wir uns ins eigene Fleisch.

Aber warum soll es ausgerechnet unsere Aufgabe sein, den Schritt auf den Mann hin zu tun? Warum nicht umgekehrt?

Es geht darum, etwas an den richtigen Platz zu rücken. Das Frauenwissen, wo unsere tiefen Verletzungen liegen, wird uns dabei unterstützen.

## Annehmen und Empfangen

Ich gehe davon aus, dass wir als Frau der sexuell aufnehmende, empfangende Teil sind, symbolisiert durch die nach innen gestülpte Vagina, die den Penis aufnehmen kann, und die Tatsache, dass auch unsere Eizellen den Samen des Mannes aufnehmen und nicht umgekehrt. Aber wir sind nicht nur aufnehmend, sondern es gibt wie überall einen Gegenpol. Das ist unser Herz, symbolisiert durch die nach aussen gewölbten Brüste, die gebend, nährend, liebend sind. Beim Mann ist es umgekehrt. Der Penis ist gebend, nährend, liebend und sein Herz empfangend, also fähig, unsere Liebe aufzunehmen.

Da die Sexualität unsere Urkraft ist und wir sexuelle Wesen sind und Sexualität nicht als etwas Losgelöstes betrachtet werden kann, sondern mit unserem ganzen Wesen verbunden ist, ist das Wissen um diese Dynamik, diese Ordnung sehr wichtig.

Bei Mann wie Frau liegt das Verletzungspotenzial am aufnehmenden Pol. Da, wo beide empfänglich sind, wo Hingabe sein könnte, da, wo man aufnimmt, da, wo eingedrungen werden kann. Also beim Mann auf der Herzebene, bei der Frau auf der Genitalebene.

Die Verletzung des Mannes beginnt oft schon in der Kindheit, indem Mütter ihren Söhnen auf der Herzebene begegnen. Aber kleine Knaben wollen nicht in erster Linie im Herzen gesehen sein, sondern im Genital. Sie wollen darin bestätigt werden, dass sie kleine Männer sind. Aber Mütter mit ihrer langen Geschichte von Verletzungen können es oft nicht aushalten, wenn ihr Sohn stolz seinen kleinen Penis präsentiert. Sie nehmen ihn stattdessen zur Brust und dringen so gefühlsmässig in ihn ein und verletzen seine Natur. Sie können ihn nicht erkennen. Er ist nicht gesehen.

Gleich vorweg: Wenn es uns als Frau gelingt, den Mann aufzunehmen mit dem, was er zu geben hat, dann werden wir auch sein Herz erreichen können. Da unser Verletzungsort im Genital liegt, können wir uns für den Mann jedoch nur öffnen, wenn wir mit dem Herzen schauen, wenn wir im Jetzt sind und nicht verhangen in alten und uralten Verletzungen. Jetzt. Mit einem Gegenüber, das wir uns ja gewählt haben. Wir müssen es nicht verändern, dieses Gegenüber, es nur sehen und lieben.

Wie wir im Kapitel «Orgasmus» gesehen haben, sind Vagina und Gefühlsbereich via Beckennerv miteinander verbunden, und wenn wir wissen, wie sehr wir Frauen im genitalen Bereich über die Generationen hinweg immer wieder verletzt wurden und werden und wie wir Verletzungen auch immer wieder zugelassen haben und zulassen, dann wundert es nicht, dass wir uns auf einer unbewussten Ebene den Männern verschlossen haben. Dass wir uns ihnen verweigern. Hinhalten heisst auch verweigern.

Aber wenn es uns gelingt, bei uns zu sein und uns auf unsere Herzqualität zu besinnen, dann spielen die alten Verletzungen keine Rolle mehr. Wir können den Mann erkennen und ihn von Herzen empfangen. Nicht in erster Linie durch abendfüllende Gespräche, sondern erst mal über seinen Penis.

Wenn uns das gelingt, hat etwas seine ursprüngliche Ordnung zurückerhalten, steht sozusagen am richtigen Platz. Die Frau muss ihre Herzensqualität einsetzen, um den Mann zu sehen, und weil sie ihn sieht, statt in Vorstellungen und Ängsten zu versinken, kann sie ihn annehmen. Dadurch ist der Mann gesehen und in seiner gebenden Penisqualität respektiert. So wird er auch sein

Herz wieder öffnen können. Auch für uns. Denn auch sein Genital und Herz sind miteinander verbunden.

Durch dieses ganz tiefe Den-Mann-aufnehmen-Wollen können wir auch Heilung erleben. Denn der Penis ist liebend, wenn er erkannt wurde. Er ist heilend, wenn er erkannt wurde.

Wenn er nicht gesehen ist, wird er zum Zerstörer, in der kindlichen Aufforderung: «Sieh mich!» Da Herz und Genital miteinander verbunden sind, können wir, wenn wir bei uns bleiben, mit unserem Herzen auch unser eigenes Genital erreichen und uns dafür entscheiden, den Mann sehen und erkennen zu wollen, und uns für ihn öffnen. Dann vermag der Mann mit seinem Penis via unser Genital auch unser Herz zu berühren.

Darum müssen wir den ersten Schritt tun. Der nicht gesehene Mann kann mit seinem Penis diesen Schritt nicht tun. Er muss zuerst auf eine sehende Haltung treffen, sonst wird's gewalttätig, schmerzhaft, verletzend usw. Der Mann möchte nichts anderes, als gesehen sein. Wenn er nicht gesehen ist, versucht er uns Frauen zu erreichen. «Hallo! Sieh mich! Nicht? Dann wirst du mich jetzt spüren, ich geb's dir so richtig, ich nehme dich. Hallo, siehst du mich? Immer noch nicht?» Aber das ist nicht die Art, wie wir erkannt werden möchten, und wir verschliessen uns.

Weil wir uns verschlossen haben, passiert so viel mit Gewalt. Und wir verschliessen uns noch mehr und nörgeln noch mehr am Mann herum, und er ist noch mehr schwanzorientiert und schwanzdenkend, das heisst, wir verletzen ihn auf der Herzebene, so dass er es verschliesst. Und er verletzt uns auf der Genitalebene, so dass wir ihn verachten. Ein Teufelskreis. Und noch mal: Mit seinem Penis hat er die Qualität, uns zu sehen und zu erreichen, wenn wir es nur zulassen. So wie wir zuerst mit dem Herzen sehen müssen, sieht der Mann zuerst mit seinem Penis. Das ist weder gut noch schlecht, es ist einfach.

Ist Ihnen eigentlich bewusst, wie viel Männer bereit sind für uns Frauen zu tun? Und weil nichts recht zu sein scheint, tut er das sehr oft bis zur völligen Selbstaufgabe. Bis er unkenntlich wird, unspürbar, kraftlos.

Wenn wir lernen, das anzunehmen, was der Mann zu geben hat, dann werden wir schlussendlich reich beschenkt!

Es ist also notwendig, dass wir bei uns beginnen. Dass wir unsere eigene Natur anerkennen. Da ist nichts besser oder schlechter. Es ist so vorgesehen. Es ist auch nichts besser daran, dass wir den ersten Schritt zu tun haben, sondern es liegt in unserer Natur. Und wenn wir das anerkennen, wird unser Leben um einiges einfacher und reicher und genährter. Der innere Kampf zwischen Ego und Liebe wird sich immer mehr zugunsten der Liebe entscheiden.

Im Kapitel «Paar» komme ich auf das Wie dieses Sicheinlassens auf einer tieferen Ebene noch einmal zurück. Es ist wichtig, um eine ganzheitlich nährende Sexualität leben zu können.

Wenn nun jede Frau damit beginnt, den Mann in ihrem Umfeld zu sehen, dann wird sie dazu beitragen, dass es immer weitere Kreise zieht. Wenn der Mann gesehen ist, hat er es nicht nötig, über sexualisiertes Gewaltverhalten sich dieses Gesehenwerden zu verschaffen. Er braucht auch nicht in dunklen Unterführungen kleinen Mädchen seinen Penis zu präsentieren.

Auch wir wollen gesehen werden. Im Herzen. Aber so wie Männer sozusagen Missbrauch mit ihrem Penis treiben, tun wir Frauen es mit unserem Herzen. Wir drücken dem Mann sozusagen mit Gewalt unsere «Emotionalität» auf. Männer sind jedoch keine gefühllosen Wesen, denen wir das Fühlen einbläuen müssen. Ebenso wenig, wie wir genital gefühllose Wesen sind, denen man es so richtig geben muss, damit wir Lust haben. Mann wie Frau wollen gesehen werden, erkannt sein, und zwar in der jeweils gebenden Qualität. Im Genital der Mann, im Herzen die Frau. Wenn das geschieht, kann sich der verletzte Gegenpol wieder öffnen.

Was ist denn mit all den Frauen, die Gewalt, Missbrauch und Übergriffe erleben? Die erniedrigt werden, zur Prostitution gezwungen usw.? Ich würde sagen, das ist das Resultat einer über die Jahrhunderte fehlgeleiteten Sexualität. Wir sind sexuelle Wesen, wir haben diese Gabe mitbekommen, und wir dürfen und müssen sie auf unsere Art und Weise leben, sonst trennen wir eine wichtige Lebensquelle von uns ab. Ich würde sagen, unsere Sexualität ist gottgewollt. Die Antwort auf das Wie finden Sie aber nicht im Aussen, nicht in Bildern, sondern das Wissen darum liegt in Ihrem Inneren. Lernen Sie, darauf zu hören, damit sie ihre wunderbare Kraft entfaltet, statt Elend und Gewalt zu verbreiten.

Wir sind nie einfach nur Opfer, sondern wir haben es in der Hand, durch unser eigenes Verhalten einiges zu durchbrechen und so auch Verletzungen zu heilen. Nicht nur unsere eigenen, sondern die aller Frauen – und Männer.

Genauso wie das Erleben und die Erfahrungen Ihrer Grossmutter und Mutter in Ihren Zellen gespeichert sind, genauso werden Sie mit Ihrem bewussten Verhalten dazu beitragen, dass Frauen und Männer zur Sexualität, wie sie uns gegeben und gemeint ist, zurückfinden dürfen.

Ein ganz kleines Beispiel von dieser unterschwelligen Opferhaltung: Gerade letzthin besuchte ich einen Vortrag, und es wurde ein kleiner Ausschnitt aus einem Interview mit einer Prostituierten vorgelesen. Sie hat sich darüber lustig gemacht, dass Männer keine Ahnung haben, wie sie eine Frau berühren müssen, und dass deren Ehefrauen ja froh sein können, dass sie zu Prostituierten gehen, damit nicht sie solches zu erleiden hätten.

Und was geschah? Männer wie Frauen lachten über diese Aussage.

Frauen, warum lacht ihr über die vermeintliche Unbeholfenheit der Männer? Warum zeigt ihr ihnen denn nicht endlich, wie ihr berührt werden möchtet? Und warum lasst ihr es immer wieder zu, dass sie euch in einer Art und Weise berühren, wie ihr offenbar nicht berührt werden wollt? Es ist eure Aufgabe, die Männer in euren Sinnesgarten einzuführen! Und als die Hüterinnen eures Gartens ist es eure Aufgabe, darauf zu achten, dass nicht achtlos darin herumgetrampelt und -gefuhrwerkt wird.

Männer, warum lasst ihr es immer wieder zu, dass Frauen sich über euch lustig machen? Warum fordert ihr es nicht ein, dass Frauen euch zeigen, wie sie berührt werden möchten? Ihr seid doch nicht die Pausenclowns der Gesellschaft, und ihr seid auch nicht die Beziehungs- und Berührungstrampel, als die man euch immer wieder hinstellt.

Und noch ein kleines Beispiel: Eine Autorin las in einer Frauenrunde aus einem ihrer Bücher eine wunderbar sinnlich-erotisch-zärtliche Geschichte. Nach dem Lesen fügte sie an, dass es sich beim Liebespaar natürlich um zwei Frauen handelt, denn mit einem Mann wäre dieses schwelgerisch-üppige Erleben nicht möglich gewesen. Und ihr Blick schweifte vielsagend in die Frauenrunde. Seufzen und zustimmendes Nicken sind die Antwort darauf. Da ist also offenbar eine Sehnsucht der Frau nach liebevoller, sinnlich-erotisch-zärtlicher Berührung. Und das Seufzen und Nicken zeigten mir, dass sie es mit Männern offenbar anders erleben. Meine Erfahrung ist, es ist sehr wohl möglich, solches auch mit einem Mann zu erleben. Aber es liegt in der Verantwortung der Frau, es nicht anders zuzulassen.

In der Beratung erlebe ich oft die Hilflosigkeit der Männer: «Wie soll ich denn meine Frau berühren? Ich habe das Gefühl, dass ich es nicht richtig mache.» Die Männer nehmen es durchaus wahr, aber wenn wir Frauen sie nicht einführen, versuchen sie es auf ihre Weise, und die entspricht uns nicht.

So gesehen ist es doch wunderbar, dass wir eine so grosse und schöne Aufgabe haben, und wir sind dabei nicht allein! Wir werden darin von den Männern unterstützt, die bereits gesehen und erkannt wurden. Und zusammen dürfen wir diesen Weg der wirklichen sexuellen Befreiung gehen, so dass es immer weitere Kreise ziehen darf und wir endlich zu dieser wunderbaren Quelle der Lebenskraft zurückfinden und sie nutzbringend einzusetzen wissen. Ja, so wie es hier steht, soll es geschehen: Männer und Frauen zusammen. Aber die Frau muss den ersten Schritt tun und lernen, mit ihrer wunderbar gebenden Herzensqualität nicht mehr länger zu manipulieren, sondern zu sehen und zu lieben. Und der Mann wird dadurch lernen, mit seiner wunderbaren Penisqualität nicht länger zu verletzen, sondern zu heilen.

Als Abschluss dieses Kapitels und zur Vorbereitung auf das nächste noch eine Kurzgeschichte, um Obiges vielleicht noch ein bisschen tiefer sinken zu lassen.

---

## Kurzgeschichte: *Reise zum Mann*

Die Liebe machte es notwendig, tiefer zu gehen.

Ohne es mit dem Verstand erfassen zu können, spürte sie, dass es eine Chance war, ein Geschenk. Sie war dankbar dafür, dass sie es erkennen durfte, und sie entschied sich, es anzunehmen. Denn mit dem Kopf gegen das Herz entschieden, das hatte sie schon so oft getan: Denn war da Liebe, kam auch Schmerz.

Dann war sie das verletzte Kind. Ohne es zu merken.
War er der abwesende Vater. Ohne es zu wissen.
War sie die Mutter. Und wollte das nicht.
War er der kleine Junge. Und konnte es nicht wahrhaben.
War sie die Sirene. Und verbarg es.
War er der Hurensohn. Und verschwieg es.

Dann war sie die alles Zerstörende.

«Liebe ist süss», hat sie gelernt. «Wenn man sich wirklich liebt, ergibt sich alles von selber», hat sie gelernt. «Wenn dann der Richtige kommt, dann …», hat sie gelernt. Aber nie, nie hatte Liebe allein einfach genügt. Nie hat sich alles einfach von selber ergeben. Nie wusste er genau, was zu tun ist. Immer, immer hat es geschmerzt.

Irgendwann.

Hat sich Altes mit Neuem vermischt, ohne dass sie es wusste. Das waren dann diese Stimmungen. Die undefinierbaren. Da, wo sie begannen, sich gegenseitig zu belauern und die Worte zu wägen. Da, wo die Erwartungen Gewicht bekamen. Da, wo das Schweigen kam und immer grösser und schwerer wurde. Da, wo sie nur noch Ablenkung lebten. Da, wo er sich innerlich ausklinkte. Da, wo sie klammerte. Und er sich noch mehr zurückzog. Und sie noch mehr klammerte. Und sie merkten es noch immer nicht. Und die Spirale drehte und drehte sich. Wand sich immer enger um das Paar, bis die Luft ausging. Und dann ergriff sie die Flucht. Und trennte sich.

Aber die Spirale drehte sich weiter. Mit jeder neuen Liebe. Lebensbedrohlicher und schmerzlicher noch.

Bis sie merkte, dass tief in ihr drinnen eine uralte Last steckte. Sie trug in sich den Groll von Generationen von Frauen auf die Männer und hütete diesen wie ein kostbares Kleinod. Ohne es zu wissen.

Als sie das erkannte, war sie auch bereit, den Mann zu erkennen.

Sie nahm ihn wahr. Sie schaute mit dem Herzen.

Sie spürte seinen inneren Reichtum. Seine Verletzlichkeit. Seine

Stärke. Seine Kraft. Seine Schönheit. Seinen Charme. Seinen Eros. Seine Verletztheit. Seine Trauer.

Sie sah, dass er als Krieger funktionieren musste. Über Generationen hinweg. Sie sah, dass er auszog. Ohne Frau und Kinder. Dass er kämpfte für Freiheit und Vaterland. Dass er Grauen sah. Dass er sich nicht mehr zurechtfand. Dass er litt. Dass er versteckt trauerte. Dass er sich dafür verachtete.

Sie sah, dass er als Jäger funktionieren musste. Über Generationen hinweg. Sie sah, dass er auszog. Ohne Frau und Kinder. Auf der Suche nach Nahrung. Tag für Tag.

Sie sah, dass er sich nach einer verständigen Mutter sehnte, die den kleinen Jungen erkennt und ihn nur, wenn er es braucht, in den Arm nimmt. Die seine Tränen lässt. Die ihn tröstet. Aber da war keine. Da war nur alter Groll.

Sie sah, dass er sich nach einem starken Vater sehnte, der ihm die Welt und das Mannsein erklärt. Aber da war keiner. Unterwegs war er.

Sie sah den Zerstörer in ihm, der das Weibliche missachtet, tötet und foltert. Sie sah auch, dass er sich damit von seiner eigenen Kraft abgeschnitten hat.

Sie sah seinen Eros. Sah, dass er sein wildes Tier bändigt, aus Angst, die Frau damit zu verletzen.

Sie sah, dass es den Mann immer wieder davontreibt, dass er seine Orte und Plätze aufsucht, und sie sah, dass er immer wieder zurückkommen wird.

Sie sah den weisen Mann in ihm. Der gelassen und ruhig auf die Welt schaut, voll tiefen Wissens und Güte.

Sie sah das Göttliche in ihm, das ihn strahlend und verehrungswürdig macht.

Sie sah die Sehnsucht des Mannes nach Liebe. Nach Nähe. Nach Geborgenheit. Sie sah, dass er das nicht zeigen kann.

Sie sah, dass die Frau all das im Grunde ihres Herzens nicht versteht und es ihm heimlich zum Vorwurf macht.

Nachdem sie all das gesehen hatte, blieb nur noch Liebe und tiefe Versöhnung mit dem Mann.

Nun war es nicht mehr notwendig, dieses Wesen zu bekämpfen. Nun war es nicht mehr notwendig, dieses Wesen gering zu schätzen.

Sie durfte ihn achten.
Sie durfte ihm Mutter sein.
Sie durfte ihm Geliebte sein.
Sie durfte ihm Tochter sein.
Sie durfte ihm Hure sein.
Sie durfte ihm Göttin sein.
Sie durfte ihn ziehen lassen.

Sie durfte ihn tief lieben und sich von ihm lieben und berühren lassen.

# Kapitel 6
# **Paar**

## **Kurzgeschichte:** *Reise zum Du*

Rot, orange, gelb. In allen Schattierungen leuchten die Kissen. Seidenkissen. Rascheln, wenn sanfter Wind über sie streift. Knistern, wenn sich Körper darauf räkeln.

---

Sie geht entlang dem Strand. Kraftvoll. Gelassen. Das strahlende Gesicht widerspiegelt Freude. Feuer.

Der Wind presst ihr gelbes Strandtuch bald von vorn, bald von der Seite an ihren Körper und lässt erkennen, dass sie nicht mehr ganz jung ist. Sie ist schön, wie sie so schreitet. Ganz bei sich und mit wachen Sinnen. Sie scheint es zu geniessen, dass der leicht böige Wind sie von allen Seiten umzüngelt. Sie saugt die würzige Meeresluft tief in sich auf. Breitet die Arme aus, läuft ein paar Schritte.

Hie und da hebt sie einen Stein auf. Betrachtet seine vollkommene Glätte. Berührt mit den Fingerspitzen die Rundung. Dann wieder bleibt sie stehen und hört mit geschlossenen Augen, wie die runden Steine leise grollend mit den Wellen am Strand hin und her rollen. Sie steht da.

«Sie steht mit einer grossen Selbstverständlichkeit», denkt er und verstaut sein Fernglas.

Ergriffen von einer inneren Unruhe, einer Erregung, einer gespannten Freude, bereitet er mit ruhigen, bestimmten Bewegungen seinen Körper vor. Langsam zieht er sich aus. Taucht seine Hände in eine Schale mit aromatischem Öl und lässt sie sicher über seinen Körper gleiten. Über die Füsse, die Beine hinauf zu den Oberschenkeln streichen sie das duftende Öl. Über den Hintern, die Lenden, den Bauch. Brust, Arme, Nacken und Gesicht. Mit beiden Händen ergreift er seinen leicht erigierten Phallus und ölt ihn ein.

Zufrieden schaut er an sich hinunter, tritt vor einen goldgefassten hohen Spiegel und betrachtet seinen Körper. Er ist schön, wie er so ölig glänzend im Abendlicht schimmert. Langsam schlingt er ein rotes Seidentuch um seine Hüften und geht zum Fenster.

Da ist sie. Schön. Voller Freude. Ihr Blick auf das kleine weisse Haus auf der Klippe gerichtet.

Sie kann ihn nicht sehen. Aber eine seltsame Unruhe erfasst auch sie. Ein Wissen. Sie schreitet weiter. Immer auf das weisse Haus zu. Gestern hat sie es noch nicht gesehen.

Ruhe legt sich über ihn. Heute hat er sie erkannt.

Prüfend schaut er sich im Zimmer um. Ja, alles ist bereit. Schalen mit duftendem Wasser. Schalen mit aromatischen Ölen. Kristallene Gläser. Früchte. Leichtes Gebäck. Wilde Rosen, verteilt in kostbaren Vasen. Kerzen in den unterschiedlichsten Halterungen.

Er entzündet Räucherwerk. Harzgeruch und schwere Süsse breiten sich aus. Der Wind verwebt die Klänge eines Glockenspieles mit den Düften im Raum. Er schüttelt noch einmal die Kissen auf, streicht die Seidentücher auf dem Bett in der Mitte des Zimmers glatt und verlässt den Raum.

Sie geht mit klopfendem Herzen auf das Haus zu.

Da steht er. Gelassen. Strahlend. Schön. In ihrem Herzen spürt sie Wärme, denn nun erkennt auch sie ihn.
An der Pforte des Gartens stehen sie und schauen sich an. Ein tiefer, alles verschmelzender Blick. Ein Blick auf uraltes Wissen eröffnet sich ihnen. Ins Herz. In die Seele. Auf Abgründe. Auf Erfüllung.

Sie stehen da und haben sich erkannt.

Gleichzeitig strecken sie die Hände aus und berühren sich. Er öffnet das Tor. Gemeinsam treten sie in den Garten ein.

Auf den ersten Blick scheint es ein kleiner Garten zu sein. Eine Oase der Üppigkeit, des Blühens, der Düfte, der Reife auch. Er erstreckt sich jedoch weit über die Klippen hinweg. Durchzogen von Distelfeldern, Geröllhalden und Schluchten. Dann wieder blühen einzelne Blumen halb verschämt neben einem Stein oder schimmern lila und grünlich Flechten, die kommendem Wachstum den Boden bereiten.

Der Garten ist verwinkelt und terrassenartig angelegt. Eine Ahnung von bisher Verborgenem streift mit dem Wind an den beiden vorbei.

Der Teil des Gartens, den sie jetzt durchschreiten, ist reich. Ein Garten, gewachsen über die Jahre.

Der böige Wind hat sich fast gelegt, streift nun sanft leckend durch den Garten und mischt die salzige Meeresluft mit den blumigen Gartendüften. Gemeinsam staunen sie über die wunderbare Üppigkeit. Dieser grosse Reichtum wird auch ihm zum ersten Mal wirklich bewusst. Neugierig wie Kinder streifen, hüpfen, tanzen sie. Sie füttert ihn mit Beeren. Er kitzelt sie mit Gräsern. Sie lässt Blütenblätter über ihn rieseln. Sie befühlen die raue Rinde eines alten Baumes. Er lässt sie den Nektar einer Blume kosten. Sie beobachten das Tun der Insekten und wie die Sonne sich immer näher aufs Meer zubewegt. Bereit, darin zu versinken.

Im Herzen das Erkennen, bewegen sie sich auf das Haus zu. Der Raum, den sie betreten, ist achteckig. In der letzten Helligkeit des Tages stehen sie, und er löst langsam den Knoten ihres Tuches. Sie steht da und weiss um die Nacktheit ihres alternden Körpers. Das Abendlicht färbt ihre Haut golden, modelliert und schattiert jede Falte, jede Wölbung. Seine Blicke streicheln sie. Ihr Gesicht. Ihr Haar. Die Augen. Streifen Schultern, Brüste, Bauch. Schenkel. Sie kosen den halbverborgenen Ansatz der Venuslippen.

Sie öffnet sein rotes Seidentuch. Ölglänzend steht er vor ihr. Dann kost auch sie seinen Körper mit ihren Blicken und zeigt ihm seine Einzigartigkeit. Lange ruht ihr Blick auch auf seinem Phallus, der sich sanft bebend erhebt und dann auch wieder senkt.

Im letzten Licht stehen sie und betrachten sich. Dann ist die Sonne weg.

Sie schliessen die Fenster. Das raschelnde Bauschen der Vorhänge hört auf. Stille breitet sich aus. Gemeinsam entzünden sie die Kerzen, die in hohen Haltern vor jedem der sieben Fenster stehen. Gemeinsam zünden sie Teelichter an, die überall im Raum verteilt sind. Das Zimmer ist nun in geheimnisvoll flackerndes Licht getaucht.

Er führt sie zum Bett, setzt sie auf ein Kissen und stellt vier Schalen mit duftendem Wasser vor sie hin. Er wäscht ihr den Staub der Reise ab. Sie war lange unterwegs zu ihm. Er taucht einen Schwamm in Pfefferminzwasser und erfrischt ihr Gesicht, Hals, Brust und Rücken. Die Brüste und den Bauch reibt er mit einer Mischung aus Rosen- und Weihrauchwasser ab. Er wäscht gründlich. Neugierig. Kitzelt. Streichelt. Entdeckt. Begehrt.

Leise Schauer streifen über ihren Körper. Lassen die Knospen ihrer Brüste erblühen und öffnen langsam die verborgene Blüte zwischen ihren Schenkeln.

Nun taucht er ihre Füsse in eine Schale mit Rosmarinwasser.

Behutsam wäscht er sie. Zehe um Zehe. Er tut es liebevoll und mit grosser Achtung. Tief in ihrem Bauch lösen sich uralte Tränen. Er kost die Füsse. Sie weint. Schluchzen schüttelt sie. Er hält still ihre Füsse.

Tränen tropfen auf ihren Körper, bis sich in ihrer Brust langsam ein warmes Kitzelgefühl ausbreitet. Das Schluchzen weicht immer mehr einem Lachen. Einer befreiten Freude. Langsam wäscht er nun auch ihre Beine. Der Schwamm kratzt leicht über die Innenseiten der Schenkel und lässt die Frau erneut erschauern.

Er stellt die letzte Schale vor sie hin. Jasminduft steigt auf. Er bittet sie, sich auf die Seidentücher zu legen, und tauscht den Schwamm gegen einen Pinsel mit feinen Haaren. Er taucht ihn in die Schale und streift damit sanft über die leicht geöffnete Venus. Er streicht über die Lippen dieser Muschel. Der Geruch von Jasmin vermischt sich mit ihrem Meeresgeruch. Die Feuchte des Wassers mischt sich mit der Muschelfeuchte. Er bewegt den Pinsel sorgfältig, so als wollte er die Muschel malen. Dann schiebt er mit einer Hand langsam die Kapuze zurück, die das Geheimnis der Perle birgt. Ganz vorsichtig netzt der Pinsel auch die kleine rosa Perle.

Die Venus ist nun geöffnet wie eine kostbare Nachtblüte und zeigt sich ihm in ihrer ganzen Schönheit. Die äusseren Blätter sind durch das Pinseln dicker geworden. Die inneren, auch sie praller jetzt und mittlerweile fast violett, legen sich faltig wie ein seltenes Blütenblatt über die äusseren und glänzen vor Feuchtigkeit. Der Pinsel taucht zart in die Tiefe der Feuchte und malt die glatten, leicht gezackten Konturen der Blüte.

Der Mann deckt die Frau zu und lässt sie ruhen.

Er bringt Schalen mit Obst und Gebäck. Flaschen und Gläser. Setzt sich zu ihr und beobachtet, wie ihr Atem wieder langsamer wird und regelmässig ihren Bauch hebt und senkt. Er legt sich zu ihr unters Tuch. Sie liegen Haut an Haut. Ihr Atem fliesst im gleichen Rhythmus.

Sie erzählt ihm von ihrer Reise. Von langen Wegen. Von Sackgassen, Kreuzungen und vermeintlichen Abkürzungen. Und der Erkenntnis, dass Ankommen seine Zeit braucht. Er erzählt von seinem Garten. Wie karg es hier war. Vertrocknet. Verdorrt. Und wie er den Boden bezwingen wollte, bis er einsehen musste: Wachstum braucht seine Zeit. Voll Staunen nehmen sie wahr, wie ähnlich die Erkenntnisse der Reisenden und des Gartenbauers sind. Und wie verschieden der Weg dorthin.

Sie aalt sich aus dem Tuch hervor und zieht es ganz langsam über seinen Körper weg. Ihre Hände streichen über ihn. Sanft wie ein Windhauch gleiten sie über die ölige Haut. Von Kopf bis Fuss. Sie dreht ihn auf den Bauch und hockt sich auf seinen Hintern. Sie beginnt zu massieren, zu kneten, zu kitzeln. Greift in sein Gewebe hinein, streicht dann mit fliessender Bewegung sanft über jeden Muskel, jede Rundung, jede Vertiefung. Sie ölt ihren Körper ein, legt sich auf ihn und massiert ihn mit ihrem Körper. Dann dreht sie ihn auf den Rücken und erkundet weiter.

Nimmt seinen Phallus in beide Hände. Eine Berührung ohne Ziel. Hält ihn ruhig fest. Spürt sein Pulsieren. Sein Zucken. Streicht langsam von der Wurzel bis zur Spitze, bis hinauf zur Brust. Immer wieder. Da löst sich in ihm eine lang versteckte Trauer. Tränen der Erleichterung netzen seine Wangen. Sie hält noch immer sein Geschlecht und geniesst die Steife in ihren Händen. Er spürt, dass sie sein darf. Langsam beginnt sie zu massieren. Einmal nur mit einer Hand, dann wieder mit beiden Händen. Sie zeichnet seine Glätte mit den Händen nach. Zeichnet die hervortretenden Adern. Streicht in langen Strichen. Drückt mit bestimmtem Druck. Rollt mit beiden Händen. Sie befreit das Haupt und streichelt die gespannt glatte Haut. Streicht um den Rand. Verteilt ein Tränchen und ermutigt ihn, sich mit tiefen Atemzügen zu entspannen. Dann legt sie sich wieder zu ihm.

Auch jetzt ist Zeit zu erzählen. Von Gärten und Reisen. Ihre Lippen treffen sich zu einem langen Kuss. Lippen saugen sich an Lippen fest. Atem fliesst von Mund zu Mund.

Die Frau steht auf und steht vor dem Mann. Sie wird sich ihm noch mehr offenbaren. Still steht sie da. In ihrem Herzen entsteht eine Musik, die sich auf ihren Körper überträgt und ihn bewegt, wie er sich noch nie bewegt hat. Sie tanzt für den Mann den Tanz der Göttin. Ihre Bewegungen klingen langsam aus. Nun wird er für sie tanzen. Den Tanz des Gottes.

Sie erkennen sich in ihrer Schönheit und Gleichwertigkeit. Eine rasende Lust ergreift sie plötzlich. Sie küssen und berühren sich wild. Immer heftiger, voller Verlangen, bis sie seinen pulsierenden Lustquirl in sich aufnehmen will. Sie schreit auf vor Lust. Sie bewegen sich aufeinander zu. Langsam, aber mit grosser Heftigkeit. Ihr Atem vereint sich. Sie keuchen. Ihre Körper sind gespannt wie Bogen. Aber beide wissen, die Zeit des gemeinsamen Fliessens ist noch nicht da. Langsam lösen sie sich aus ihrer Raserei.

Entspannen. Atmen.
Essen, trinken und hören eng umschlungen der Stille zu. Draussen langsam eine Ahnung des anbrechenden Tages.

Sie stehen auf, öffnen ein Fenster und atmen die kühle Morgenluft ein. Alle sieben Fenster öffnen sie, und jedes Mal ziehen sie die Luft tiefer in ihre Körper ein. Bis sie ganz durchlässig und offen sind.

Eben geht die Sonne auf. Die Zeit ist gekommen. Hand in Hand gehen sie zum Bett zurück. Sie setzt sich auf seinen Schoss und nimmt ihn in sich auf. Sie bewegen sich kaum.

Sie saugt ihn tief in sich hinein. Zieht ihn mit dem Atem in sich hoch, lässt ihn dann mit ihrem Atem in seinen Mund strömen. Er saugt sie mit seinem Herzen ein, lässt sie durch sich fliessen, um sich dann mit einem Zucken seines Phallus wieder an sie hinzugeben. Immer und immer wieder schliessen sich diese Kreise. Die beiden reiten auf einer Welle von Stille und Weite und Freude. Sie verschmelzen. Ein unsägliches Vibrieren. Ein Fliessen bis in jede Zelle des Körpers durchströmt sie. Lange Zeit lassen sie dieses Wogen durch sich strömen. Bis jede Zelle erfüllt ist von grosser Lebensfreude. Lebenskraft. Heilung auch.

Langsam lösen sie sich und halten sich still umarmt. Sie sind angekommen.

Die Sonne steht schon hoch am Himmel. In Seidentücher gehüllt räkeln sie sich auf roten, orangefarbenen und gelben Kissen. Bei jeder Bewegung ein leises Rascheln von Seidenstoff auf Seidenstoff.

---

## Die Beziehung gestalten

Nun, ich kenne das ganz sichere Rezept für eine lange glückliche Liebesbeziehung leider auch nicht. Aber es gibt einige Aspekte, die mir in meiner Arbeit immer wieder auffallen und die ich als ganz wesentlichen Beitrag zum Gelingen erachte: Äusseres, wie das effektive Gespräch und das Schaffen von Räumen, wo die Liebesbeziehung ungestört in all ihren Aspekten gelebt werden kann. Inneres, wie den bewussten Entscheid füreinander und das Erkennen der eigenen Lebensmuster. Spirituelles, wie das Erkennen und Beachten von natürlichen Gesetzmässigkeiten, wie ich sie teilweise im Kapitel «Frau» schon beschrieben habe. Sie tragen dazu bei, dass wir mit unserer Sexualität wieder ins Paradies eintreten können, dahin, wo wir einst herkamen. Dahin, wohin es uns zurückzieht, in aller Unschuld. Denn Sexualität ist unschuldig und freudig, und als zentrale Lebensenergie spiegelt sie Gottes Schöpfungskraft in uns.

Die heutige Zeit ist voller Ablenkungen vom Wesentlichen, und immer neue wissenschaftliche Erkenntnisse und Studien verwirren uns mehr, als dass sie uns in unserem natürlichen sexuellen Sein stärken. So sind wir noch immer auf der Suche nach dem verlorenen Paradies. Wie oft höre ich: «Das kann doch nicht alles sein», die paradiesische Ahnung ist uns offenbar geblieben. Die Sehnsucht dieses «Das kann doch nicht alles sein» hat uns über die Jahrhunderte hinweg nicht nur zu spirituell Suchenden gemacht, sondern uns auch in die Irre geführt. Entweder zur Ablehnung und Verleugnung der Sexualität oder im Gegenzug dazu zur Suche im Äusseren, zu immer geileren Spielchen und abartigeren Praktiken, zu noch mehr Missbrauch von Menschen und der Sexualität. Wir haben die Sexualität von uns als ganzheitlich funktionierendem System abgespalten bzw. sie als etwas, was für sich allein funktionieren soll, ausgelagert. Da stehen wir heute. Wir haben uns solcherart um einen wichtigen Aspekt unseres menschlichen Seins beschnitten und unsere Lebenskraft fehlgeleitet.

Ein wunderbarer Ort, sich dieser Kraft, dieses Geschenks wieder bewusst zu werden und zu leben, ist die Liebesbeziehung.

Fangen wir doch gleich mit dem Wort Liebesbeziehung an. Was ist das? Was beinhaltet sie? Wie wird sie gelebt? Nebst dem Mythos oder den Vorstellungen «Was ist denn richtige Sexualität?» könnten wir uns auch fragen: «Was ist denn eine Liebesbeziehung?» Der Austausch darüber geht in der Hitze des Sich-Verliebens oft unter, und wenn sich dann eine Begegnung zur Liebesbeziehung festigt, nehmen beide meist an, dass sie wissen, wie eine Beziehung gelebt wird. Das ist fatal.

Als Beispiel dafür, was es heissen kann, die eigene Beziehung zu definieren und zu gestalten, hier die Zuschrift einer Frau. «Ich bin bisexuell und verheiratet. Jahrelang unterdrückte ich mein Bedürfnis nach einer intensiven, auch sexuell gelebten Beziehung zu einer Frau, und trotzdem oder gerade deshalb wurde es immer stärker, und meine allgemeine Unzufriedenheit, auch gegenüber meinem Mann, wurde zunehmend grösser. Vor etwa vier Jahren war der Leidensdruck so stark, dass ich meinem Mann meine Bedürfnisse und Wünsche eröffnete. Etwas Heimliches wollte ich nicht, da ich ein Mensch bin, der Lügen zutiefst verabscheut. Klar war seine erste Reaktion ein kleiner Schock. Er akzeptierte meine Veranlagung jedoch, ohne gleich unsere Beziehung in Frage zu stellen. Seit dieser Zeit lebe ich gelegentlich auch meine mir von der Natur gegebene zweite Seite aus. Folge davon war, dass sich unsere Ehebeziehung auf allen Ebenen massiv besserte. Meine Liebe zu meinem Mann nahm ich wieder viel stärker wahr und spürte auch, dass es für mich sehr wohl möglich ist, meinen Mann zu lieben und parallel dazu eine Beziehung zu einer Frau zu haben. Ich bin sehr froh, dass ich diese beiden Schritte gewagt habe: den der Offenheit meinem Mann gegenüber und den des Auslebens meiner Bisexualität. Ich bin überzeugt, dass viele Partnerinnen und Partner, wenn sie sorgfältig über die Gefühle ihres Gegenübers aufgeklärt würden, die neue Situation verstehen lernen und auch akzeptieren könnten.»

Ich möchte hier nicht auf das Thema Bisexualität eingehen, sondern den Brief als Beispiel dafür stehen lassen, wie wichtig es ist, die Form Ihrer Beziehung Ihren Bedürfnissen und Vorstellungen entsprechend selber zu wählen und zu gestalten. Für viele Menschen mag die herkömmliche Art von Ehe und Beziehung durchaus stimmen. Aber für andere kann sie, wie es die Frau schildert, zu Leidensdruck und letztlich zur Gefährdung der Beziehung führen.

Statt stillschweigend davon auszugehen, dass beide wissen, was Beziehung heisst und wie sie gelebt wird, braucht es Mut zur Ehrlichkeit.

Am besten werden schon von Anfang an auch Themen besprochen wie: Was für eine Art von Beziehung will ich überhaupt? Was hat darin Platz? Was sind meine sexuellen Bedürfnisse oder Vorlieben? Soll die Genitalsexualität Bestandteil unserer Beziehung sein? Wenn ja, in welcher Art? Was heisst für mich Treue? usw. Dazu gehört, dass das Gespräch darüber im Laufe der Jahre auch gelegentlich wiederholt wird und dass beide überprüfen, ob die einmal gewählte Form noch stimmt.

## Eifersucht ist pures Gift

Leider sind viele Beziehungen vom Thema Eifersucht regelrecht vergiftet, so dass ein Paar sich nicht in effektiver Art und Weise über solche und ähnliche Fragen austauschen kann.

Männer sind genauso vom Virus Eifersucht befallen wie Frauen. Gemeinhin gilt sie als Zeichen von totaler Liebe und grossem Begehren. Ich finde dieses Verständnis absurd. Alle, die schon einmal Eifersucht empfunden und sich dabei beobachtet haben, oder alle, die schon die Eifersucht eines Gegenübers erlebt haben, wissen, wie eng sich das anfühlt und wie sich diese Emotion ausbreitet und beherrschend wird, ohne dass der oder die Betroffene das noch unter Kontrolle hat. Es werden Handys kontrolliert, Briefe gelesen, Detektive engagiert, Anschuldigungen gemacht, die dann tränenreich wieder revidiert werden, auch ein Grossteil der gewalttätigen Beziehungsdramen spielen sich unter der Regie der Eifersucht ab. Letzthin hörte ich auf der Strasse im Vorbeigehen den Gesprächsfetzen von zwei Frauen: «Er sagt mir: ‹Wenn du mir auch nur in Gedanken untreu wirst, dann bin ich imstande, dich umzubringen.›» Oder im Tram eine junge Frau am Handy: «Ich war nicht weg, ich war zu Hause. Nein, ich war zu Hause. Nein, es hat niemand angerufen. Ich war zu Hause. Ich war nicht weg, wenn ich es dir doch sage! Ich war nicht weg …» Diese Sätze hat sie immer und immer wieder und immer verzweifelter gesagt, und ich habe mir vorgestellt, wie der Mann am anderen Ende sie bedrängte und was sein wird, wenn sie sich das nächste Mal treffen werden. Sie wird sagen können, was sie will, sie wird sich erniedrigen, sich verteidigen, er wird ihr nicht glauben. Vielleicht erst, wenn sie droht, ihn jetzt endgültig zu verlassen, wird er vor ihr auf die Knie fallen und hoch und heilig versprechen, dass er sich nie mehr so verhalten wird, gefolgt von einer tränenreichen Umarmung, die in einem heftigen Sexakt endet. Dem sagen wir Leidenschaft.

Mein erster Freund war sehr eifersüchtig. Wenn mich beispielsweise andere Männer anschauten, behauptete er, ich hätte das mit meinen Blicken provoziert. Es ging so weit, dass er mich in Lokalen zur Toilette begleitete, weil er davon überzeugt war, dass ich dort einen anderen Mann treffen würde. Damals, als 16-Jährige, liess ich mich durch sein Verhalten derart einschüchtern, dass ich mich kaum noch auf die Strasse wagte, und schon gar nicht in seiner Begleitung. Ich wusste kaum noch, wie ich mich verhalten darf, damit es ihn nicht eifersüchtig macht. Viele Jahre später habe ich dann selber eine kurze Phase der Eifersucht durchgemacht, und ich spürte auch die andere Seite dieser zerstörerischen Macht am eigenen Leib.

Eine 30-jährige Frau schildert: «Ich bin oft eifersüchtig. Die Momente der Eifersucht finde ich zwar nicht gerade schön, aber Eifersucht ist doch Ausdruck leidenschaftlicher Liebe und ein Grundgefühl der Menschen. Aber meinen Freund stresst es total. Er findet, ich hätte keinen Grund dazu und ich enge ihn damit ein.»

Eifersucht ist kein Grundgefühl der Menschen, sie ist eine Emotion, welche die echten Gefühle verschleiert und überdeckt.

Angst kann so ein Gefühl sein. Angst vor Liebesverlust, Angst, nicht zu genügen, Angst vor tiefer Bindung, Angst, die Kontrolle zu verlieren usw. Aber statt sich selber und dem Gegenüber diese Angst einzugestehen und sie auszuhalten, verdeckt Mann oder Frau sie gerne unter dem Mantel der Eifersucht.

Alle, die sich der Eifersucht schon hingegeben haben, wissen, wie zerstörerisch sie ist, wie sie die Brust eng macht, den Magen verkrampft, die Gedanken rasend. Und trotzdem scheint es oft einfacher, den Partner oder die Partnerin für die eigene Befindlichkeit verantwortlich zu machen oder sich in Fantasien zu suhlen, als diesen Deckmantel zu lüften und zu schauen, was sich darunter wirklich verbirgt. Denn das könnte sehr schmerzlich sein.

Eifersucht ist pures Gift für die Liebe. Es braucht sie nicht, denn sie ist nebst der Ablehnung der Eigenverantwortlichkeit auch ein Disziplinierungsmittel des Partners oder der Partnerin. Eifersüchtige versuchen mit ihrem Verhalten das Gegenüber zu erpressen: «Wenn du dich so und so verhältst, dann bin ich glücklich.» Das ist nicht Ausdruck von leidenschaftlicher Liebe, sondern von kindlicher Hilflosigkeit.

Der Versuch kann sich lohnen, ganz bewusst innezuhalten, wenn sich Eifersucht einstellt. Und statt die ganze Wucht der quälenden Gedanken und Gefühle auf den Partner oder die Partnerin zu stülpen, tief zu atmen und einfach einmal wahrzunehmen, was im eigenen Körper geschieht. Natürlich ist es nicht ganz einfach, im Moment der Eifersucht innezuhalten, darum ist es wichtig, sich diese Überlegungen hin und wieder gemacht und die eigene Eifersucht in einem ruhigen Moment schon thematisiert zu haben.

Ich schildere kurz eine eigene Eifersuchtserfahrung, damit klarer wird, was damit gemeint ist: Ich traf meinen damaligen Geliebten in sehr inniger Umarmung, schmusend mit einer Frau an der Bar, spürte, wie die Eifersucht schlagartig meinen Körper füllte mit Kloss im Bauch, Brustverengen, Herzklopfen, und ich nahm Wut wahr: «Für mich hast du also keine Zeit, behauptest du dauernd, aber für eine andere.» Wenn ich meinem ersten Impuls gefolgt wäre, hätte ich die beiden wohl am liebsten vom Barhocker gerissen. Ich entschied mich jedoch anders und versuchte, bei mir zu bleiben und dieses Gefühlschaos und meine Körperempfindungen noch einen Moment lang zu betrachten, und wollte eben die Bar verlassen. In dem Moment kam wie gerufen ein Bekannter. Ich warf mich in seine Arme und bat ihn: «Bitte halte mich einen Moment, ich habe gerade eine akute Eifersuchtsattacke!» Natürlich taucht nicht jedes Mal so ein rettender Engel auf, aber es ist wichtig, gut für sich zu sorgen, jemanden anzurufen, um Unterstützung zu bitten, den Ort des Geschehens zu verlassen.

Dieser Moment des Gehaltenseins half mir, ruhig zu werden und zu mir zurückzukehren, und plötzlich wurde mir bewusst, dass dieses Gefühl, «zu kurz zu kommen», etwas viel Älteres ist und nur gerade durch das Verhalten des Geliebten aktiviert worden war.

Natürlich könnte man sagen: «Aber dieser Mann hat dir ja einen Grund gegeben, eifersüchtig zu werden.» Ich denke, nicht wirklich, denn unter der vordergründigen Eifersucht habe ich ja noch etwas viel Älteres entdeckt. Die Frage hat sich mir dann viel eher gestellt, ob ich mit einem Mann, der nicht aufrichtig ist, in Beziehung sein möchte. Die Verantwortung liegt bei mir. Für meine Gefühle genauso wie dafür, welche Art der Liebesbeziehung ich leben möchte. Will ich Wahrhaftigkeit oder Gemauschel?

Das Gegenüber hat, wie gesagt, in den wenigsten Fällen wirklich etwas mit der Eifersucht zu tun, es ist Auslöser, sozusagen Werkzeug, damit wir die Möglichkeit bekommen, uns unseren wirklichen Gefühlen anzunähern. Zu sagen: «Ich habe Angst, dass ich dir nicht genüge», und das dann auszuhalten, hat eine ganz andere Qualität, als eine Eifersuchtsszene zu inszenieren, wenn der Partner einer attraktiven Frau nachschaut. Zu sagen: «Ich habe Angst, dass du mich verlässt», wenn ein anderer Mann die Partnerin anlacht, kommt der Sache wohl näher, als diesem anderen Mann eine zu knallen.

Wenn ich meine eigenen Gefühle kommuniziere, ist es ganz wichtig, dass der Partner weiss, ich sage das nicht, damit er sich anders verhalten muss, sondern um mich einfühlbar zu machen. «Aha, du hast Angst, mich zu verlieren.» Punkt. Es ist auch ganz wichtig, dass der Partner das Gehörte stehen lässt und nicht etwa durch Sätze wie «Ach, das musst du doch nicht, ich liebe dich doch» oder «Das ist doch nicht so schlimm, das zeigt mir doch nur, wie sehr du mich liebst» oder «Du hast doch gar keinen Grund dafür ...» zunichtemacht.

Sehr oft geschieht es, dass sich Eifersucht in nichts auflöst, wenn man sich ihr nicht blind hingibt, sondern sich ihr bewusst stellt und schaut, was sich dahinter verbirgt.

## Gefühle und Emotionen

Die Eifersucht ist ein gutes Beispiel dafür, wie ein vermeintliches Gefühl ein wirkliches Gefühl überdeckt. Sie ist ein Deckmantel oder eben eine Emotion. Gefühl ist also das Ursprüngliche, Emotion das, was wir darüberstülpen, meist unbewusst natürlich. Und damit sind Beziehungsdramen vorprogrammiert. Da kann sich ein Partner im falschen Film wähnen, weil die Frau eine Riesenszene macht, nur weil er nicht angerufen hat, dass er ein bisschen später nach Hause kommt. Da kann die Frau nicht nachvollziehen, warum der Mann wütend das Zimmer verlässt, nur weil sie eine harmlose Bemerkung gemacht hat. Und weil diese Reaktionen oft nicht dem momentanen Ereignis angepasst ausfallen, reagiert das Gegenüber auch noch eingeschnappt, und schon kann der grösste Streit losgehen, vom dem beide nicht wirklich wissen, worum es eigentlich geht. Aber da beide nicht bei sich schauen, sondern beim Gegenüber, wird die Situation noch verworrener. Dinge werden hervorgekramt, um die es momentan überhaupt nicht geht usw.

Wenn es dem einen oder der anderen bewusst wird, was sie da gerade gemeinsam inszenieren, ist es wichtig, sofort die Notbremse zu ziehen und auszusteigen. Sich sozusagen nicht weiter zur Verfügung zu stellen, dass dieses unselige Spiel weiter gespielt werden kann. «Stopp, ich habe mich verrannt! Ich habe mich in Fantasien gesuhlt, was du jetzt wohl gerade tust, wenn du mich nicht anrufst. Die wurden immer plastischer und drängender, bis sie Realität waren. Und als du nach Hause kamst, war ich sicher, dass du all das getan hast, was in meinem Kopf war. Darum bin ich ausgerastet.» Der Partner könnte darauf so reagieren: «Aha, ja, so wird dein Ausbruch für mich nachvollziehbarer. Danke, dass du mir das anvertraut hast!»

Und jetzt lauert sofort die nächste Falle: «Liebst du mich noch?», fragt sie. Das ist jedoch nicht die erwachsene Frau, die das fragt, sondern das kleine Mädchen. Die Versuchung, jetzt einfach «Ja» zu sagen, ist gross. Aber damit wird die Partnerin klein gehalten, alles ist wieder gut, und sie muss nicht wirklich hinschauen, was dieses «Liebst du mich noch?» bedeuten soll. Der Mann könnte sagen: «Dein Ausbruch hat mich aufgewühlt, ich brauche jetzt etwas Zeit für mich, um das zu verdauen.»

Die beiden könnten jetzt vereinbaren, dass sie getrennt einen Spaziergang in der Natur machen oder sich sportlich betätigen, um die Emotionen und Gedankenspiralen loslassen zu können. Für den Mann wird vielleicht sein Aufgewühltsein Gegenstand des Loslassens sein, für die Frau könnte es wichtig sein hinzuspüren, was ihr Körper ihr jetzt zeigt. Vielleicht Scham über ihr Verhalten? Lassen Sie das, was Sie in Ihrem Körper an Empfindungen antreffen, heraus! Sprechen Sie es aus! «Ich schäme mich», denn so sieht es momentan in Ihrem Inneren aus. Damit zeigen Sie sich und stehen für Ihr eigenes Verhalten gerade.

Je öfter es Ihnen gelingt, die Verantwortung für Ihr eigenes Tun zu übernehmen, desto schneller werden Sie aus einem sinnlosen

Geknatsche aussteigen können. Lernen Sie auch hinzuhören, ob Sie als Kind oder als Erwachsene sprechen, agieren oder reagieren!

Dazu noch eine Kurzgeschichte:

---

## Kurzgeschichte: *Reise zurück*

Im Treppenhaus riecht es nach Weihnachten. Nach Zimt. Er ist noch klein. Vielleicht fünfjährig. Er rutscht auf dem Treppengeländer von Stockwerk zu Stockwerk. Immer tiefer. Er balanciert geschickt. Er ist schwerelos. Er ist der mächtige Vogel Krall, eine Figur, die er selber erfunden hat. Gefährlich gebogener Schnabel, starre gelbe Augen, herrlich schillerndes Gefieder.

Ein stechender Schmerz. Er ist wieder der Junge. Sein Knie blutet. Er weint. Die Mutter sagt, er sei selber schuld, er solle still sein, es tue sicher nicht so weh, er solle auf die Zähne beissen, ein Junge mache nicht so ein Geschrei wegen des bisschen Bluts. Sie streicht eine Flüssigkeit drauf. Ganz orange wird sein Knie. Jetzt brennt es auch noch. Er heult auf. Die Mutter schaut streng. Gross ist sie. Irgendwie böse. Er weiss nicht, warum. Er versucht, nicht mehr zu weinen. Beisst die Zähne zusammen. Hält die Luft an.

Hände auf seinem Knie. Sie riechen nach Zimt. Plötzlich mag er diesen süssen Plätzchengeruch nicht mehr. Kalt und hart kleben die Hände das Pflaster. Warum sind sie so böse? Er denkt an Vogel Krall. Er dreht Runde um Runde. Fliegt über das Haus. Über die Stadt, über Berge, die ganze Welt. Die Mutter sagt etwas. Er hört es nicht. Nur der Vogel ist noch da und die Zimthände, die ihn festhalten wollen.

Er entwischt den Händen und der Stimme so schnell wie möglich.

Er ist ein Mann. Ausgelassen, in hohem Tempo balanciert er mit seinem Bike einen kiesig wurzeligen Waldweg hinunter. Er schürft sich an einem Baum. Nur mit grösster Mühe hält er die Balance. Es macht ihm Spass, immer wieder Grenzen zu suchen.

Zu Hause will er die Wunden an Arm und Bein versorgen. Die Frau kommt dazu und streicht Desinfektionsmittel auf die Schürfungen. Sie schaut strafend. Verächtlich? Er soll endlich erwachsen werden, sagt sie kopfschüttelnd. Ein Mann. Er wird ganz steif. Plötzlich ist er wieder der kleine Junge. Verschliesst sich, hört nicht mehr, was sie sagt. Kalt sind die Hände und strafend, und plötzlich riecht er Zimt. Dann küsst sie ihn unvermittelt, und ihre Stimme wird gurrend. Er versteht nichts mehr. So schnell wie möglich verzieht er sich in sein Zimmer. Er fühlt sich elend und ausgeliefert.

---

Männer und Frauen sind sich oft nicht bewusst, in welche Rollen sie von ihrem Partner oder der Partnerin gedrängt werden, und spielen mit. Ein Partner kann schnell zum Vater werden, der die Tochter missachtet hat. Eine Partnerin kann schnell zur Mutter werden, die den Sohn abgewertet hat. Und es lauern oft noch ganz andere Figuren. Wichtig ist es, das zu wissen und zu versuchen genau hinzuschauen: «Wer ist denn jetzt gerade mein Gegenüber? Worum geht es denn jetzt genau?» «Ach ja, das ist mein Partner, der mich hält, nicht mein Vater, der mich festhält.» Oder: «Das ist meine Geliebte, die mir wohlwollend gegenübersteht, wie kommt es denn, dass ich denke, alle Frauen verachten die Männer?»

Das Wichtigste scheint mir, dass Sie bei sich selber hinschauen: «Ja, woher kenne ich denn eigentlich dieses Gefühl, das in bestimmten Situationen mit schöner Regelmässigkeit auftaucht?» «Warum werde ich eigentlich derart wütend, wenn er nicht anruft?»

«Warum schnappe ich derart ein, wenn sie sagt, ich soll doch vernünftig sein?»

Wenn Sie Ihren Reaktionen langsam auf die Spur kommen, wird es immer weniger notwendig sein, dass Sie Ihren Fokus auf Ihr Gegenüber legen, sondern Sie werden das zu tragen wissen, was zu Ihrer Lebensgeschichte gehört, das, was Ihres ist. Und Sie werden mit der Zeit auch lernen, angemessen auf Ihr Gegenüber zu reagieren. In der Sexualität genauso wie im Beziehungsalltag.

Das wahrhaftige Zwiegespräch, das nächste Experiment, wird Sie darin unterstützen.

## Sehen und gesehen werden

Die ins Kapitel einführende Geschichte hat die Zeit der Verliebtheit gezeigt, wo die Nächte zum Tag werden, wo es weder Zweifel noch Ängste gibt, wo man glaubt, sich total zu verstehen und das Gegenüber und sich selber genau zu kennen. Die Intimität ist es, die ein Paar derart verschmelzen lässt. Es nimmt sich alle Zeit der Welt. Freunde, Fernseher, alles wird nebensächlich. Die beiden nehmen Anteil aneinander, fragen neugierig, erzählen, entdecken, staunen.

Nur, was zeigt man einander in der Regel in dieser Phase? Hand aufs Herz, es ist doch meist ein sehr geschöntes Bild. Man zeigt sich, in der äusseren Erscheinung genauso wie im Verhalten, von der vermeintlich besten Seite, in der Hoffnung, zu gefallen und geliebt zu werden. Damit ist bereits eine erste unausgesprochene Annahme entstanden. Ich nehme an, ihm gefällt es so und so, ich denke, sie ist froh, wenn ich das und das tue. Und wir verhalten uns entsprechend.

Mit einer Annahme bestimme ich über mein Gegenüber. Ich weiss nicht, wie er oder sie wirklich denkt, sondern ich nehme an, dass sie so und so denken und fühlen.

Und was ist man in der Regel bereit zu sehen? Es sind wohl eher die eigenen Bilder als das Gegenüber. Haben Sie sich schon einmal dabei beobachtet, was Sie mit Informationen tun? Stecken Sie die in irgendwelche Schubladen? Kommentieren und ergänzen Sie in Ihrem Inneren, oder können Sie stehen lassen, was Sie hören? Werten und bewerten Sie das Gehörte? Schwächen Sie es ab und lassen es gar nicht gelten? Beobachten Sie hie und da ganz bewusst Ihre Gedanken, während Sie mit jemandem reden.

Als Beispiel noch mal die Eifersucht. Stellen Sie sich vor, Sie erzählen Ihrem Partner: «Ich schäme mich dafür, dass ich so eifersüchtig bin, vor allem, wie ich mich dann verhalte. Danach könnte ich jeweils in den Boden versinken.» Ihr Partner sagt: «Ach, bei dir ist das doch gar nicht so schlimm. Meine Ex hat noch viel grössere Szenen gemacht.» Fühlen Sie sich ernst genommen? Sie haben vielleicht Ihren ganzen Mut zusammengenommen und wollten etwas von sich preisgeben, was gar nicht so einfach ist für Sie. Und Ihr Gegenüber hat sich schon ein Bild gemacht: «Ist nicht so schlimm.» Das ist wohl lieb gemeint, aber es heisst eigentlich: «Ich will dich nicht so sehen, wie du auch noch bist.»

Hüten Sie Ihre Zunge, würde ich sagen, und lernen Sie auszuhalten, was Ihr Gegenüber Ihnen von sich zeigt.

Da ist zwar die grosse Sehnsucht der Menschen, so gesehen zu werden, «wie man ist». Solche Aussagen höre ich immer wieder: «Sein können, wie ich bin, gesehen werden, wie ich bin, geliebt werden, so wie ich bin.» Nur, wie soll ein Gegenüber mich sehen oder lieben können, wie ich bin, wenn ich nur ein retuschiertes Bild von mir zeige? Und wie können Sie wirklich sehen, wenn Sie nur Ihr eigenes Bild sehen wollen?

Wenn es Aspekte gibt, die ich aus Angst verstecke, dass mich ein Gegenüber sonst nicht lieben oder sehen möchte, heisst das doch, dass ich selber lieber nicht hinschaue. Oder wenn ich mich verbissen mit bestimmten Eigenschaften identifiziere, dann bleibt kaum Platz für die Eigenschaften oder Verhaltensweisen, die mich mit Bestimmtheit auch noch ausmachen. Erinnern Sie sich an den Brief der brustamputierten Frau aus dem Kapitel «Frau»? Wenn ich retuschiere, statt mich so ganz, wie ich mich kenne, zu zeigen, wird die Sehnsucht, gesehen zu werden, wie ich bin, immer unerfüllt bleiben, denn ich kann nur so gesehen werden, wie ich mich zeige. Alles andere sind Vermutungen, Unterstellungen und Annahmen. «Ach, wissen Sie, eigentlich ist mein Mann ein ganz zärtlicher Typ. Aber er zeigt es halt nicht.» Warum nimmt diese Frau das an? Weil sie es sich wünscht? «Meine Frau ist eigentlich sehr unsicher, obwohl sie sich immer so selbstsicher gibt.» Warum nimmt dieser Mann das an? Hätte er lieber eine unsichere Frau? «Es hat gar keinen Sinn, dass ich meiner Frau von meinen Fantasien erzähle, sie versteht das sowieso nicht.» «Ich kann meinem Partner nicht sagen, dass ich bis jetzt die Orgasmen gespielt habe, er wäre ja verletzt.»

So vergeuden Paare unendlich viel Energie darauf, das Gegenüber entschlüsseln und interpretieren zu wollen, statt sich einander zu zeigen und einander auch zu sehen.

In der Beratung erlebe ich es immer wieder, dass eine Frau fast während der ganzen Stunde über ihren Partner redet. Jedes Nachfragen: «Ja, wie ist es denn für Sie?», endet nach einer ganz kurzen Schlaufe sofort wieder bei ihm und was er alles macht bzw. nicht macht, wie er ist oder nicht ist. Und die Frage: «Können Sie einen eigenen Beitrag oder Anteil daran erkennen?», wird oft gar nicht verstanden, weil der Fokus nur auf dem Partner liegt. Wenn nur der Partner anders wäre, dann wäre alles in Ordnung.

Ich kann Sie nur dazu ermutigen, immer wieder bei sich selber hinzuschauen. Wenn Sie sich dabei erwischen, wie Sie wieder einmal beim Gegenüber sind statt bei sich selber, können Sie sich auch die Frage stellen: «Ja, kann ich das, was ich gerade in mein Gegenüber hineindenke, überhaupt mit absoluter Sicherheit wissen?» Die Antwort ist mit Bestimmtheit: «Nein.»

Auch Männer, die ihre Partnerinnen kompliziert finden oder die deren Verhalten nicht nachvollziehen können und die sich von mir erhoffen, dass ich ihnen sagen kann, wie Frauen fühlen, handeln und denken, muss ich enttäuschen, denn ich bin nicht «die Frauen», aber ich kann sie dazu ermutigen, ihre Frauen zu fragen oder ihnen auch die eigene Unsicherheit zu zeigen.

«Verstehe einer die Frauen!» Und Männer seufzen ob diesem Unterfangen. Aber wie wollen sie sie verstehen, wenn sie nicht Anteil an ihnen nehmen?
Aber was heisst denn eigentlich dieses Verstehen? Heisst es, haargenau nachvollziehen zu können, warum jemand so und so denkt, fühlt und handelt? Ich habe schon Paare erlebt, die die erbittertsten Diskussionen führten, die sich nächtelang im Kreise drehten unter dem Motto «Ich will dich verstehen können. Ich will dich doch nur verstehen können. Daran ist doch nichts falsch. Gib mir Argumente, die ich dann selbstredend zerpflücke, weil es nicht die meinen sind! Wenn es so ist für dich, musst du mir das doch erklären können, so dass ich es nachvollziehen kann.»

Frau: «Ich möchte länger und sanfter gestreichelt werden, bevor wir Sex haben.»
Mann: «Warum, früher konnte es dir doch nicht schnell genug gehen?»
Frau: «Ich möchte es jetzt halt so.»
Mann: «Das ist doch kein Argument. Du wirst mir doch wohl sagen können, warum du jetzt plötzlich nicht mehr scharf bist auf mich.»
Frau: «Das ist es doch gar nicht. Ich möchte einfach nur länger gestreichelt werden.»

Mann: «Ja, aber früher musste das nicht sein. Erklär mir doch bitte, warum das jetzt plötzlich so ist, ich möchte dich verstehen können!»
Frau: «Da gibt es doch gar nichts zu erklären, ich wünsche es mir einfach.»
Mann: «Damit kann ich nichts anfangen, das ist doch kein Argument.»
Frau: « Mit dir kann man nicht reden, du zerpflückst immer alles. Das verleidet mir.»
Mann: «Ich zerpflücke doch nicht. Ich will dich ja nur verstehen können. Ich will nachvollziehen können, warum ich dich jetzt plötzlich lange streicheln soll, wo es vorher doch gut war. Oder hast du mir etwa etwas vorgemacht?»
Frau: «Siehst du, du hörst mir gar nicht zu!»
Mann: «Ich soll dir nicht zuhören? Was tu ich denn die ganze Zeit? Natürlich höre ich zu. Ich will dich sogar verstehen können. Ich gebe mir alle Mühe, und alles, was du sagen kannst, ist, ich höre dir nicht zu.»
Frau: «Komm, wir reden morgen weiter, so bringt das nichts!»
Mann: «Typisch, jetzt kneifen und mir dann wieder Vorwürfe machen, dass ich nicht mit dir rede. Sag mir doch endlich einfach den Grund dafür, warum ich dich länger streicheln soll! Übrigens kannst du mit mir zufrieden sein. Ich kenne Männer: drauf und hopp. Ich weiss also gar nicht, was du noch willst.»
Frau: «Du machst es doch auch nicht viel anders. Ein bisschen an den Brüsten, ein bisschen zwischen den Beinen und dann los. Ich träume aber davon, einfach am ganzen Körper sanft und liebevoll gestreichelt zu werden, ohne Eile.»
Mann: «Ich sag ja, ich versteh dich einfach nicht. Alles, was ich tue, ist plötzlich wieder nicht recht ...»

Und wenn sie nicht gestorben sind, so verstehen sie noch immer nicht.

Was könnte denn Verstehen heissen? Könnte es vielleicht drum gehen, ihren Wunsch einfach zu hören? Oh, sie möchte länger gestreichelt werden? Muss ich es denn «verstehen» können, nachvollziehen können, oder geht es darum, das Gegenüber zu sehen: «Aha, du möchtest länger gestreichelt werden.» Könnte es darum gehen, das einfach als ihren Wunsch stehen zu lassen?

Was tun wir jedoch mit solchem? Wir wittern oft einen versteckten Vorwurf dahinter. «Aha, es ist nicht recht, was ich zu bieten habe.» Ich fühle mich angegriffen und verteidige mich oder gehe gleich zum Gegenangriff. Schade! Es ist einfach ein Wunsch: «Ich möchte länger gestreichelt werden.» Und erst durch dieses Nachbohren und Nach-Vorwürfen-Suchen verstrickt sich das Gespräch und entfernt sich von der Aussage.

Diese Art zu reden ist oft auch ein unbewusstes Machtspiel. Es ist hilfreich zu wissen, dass es nie nur eine Wahrheit gibt. Sie kennen bestimmt die Situation so oder ähnlich: Sie haben mit Ihrem Partner oder einer Freundin etwas unternommen und erzählen später gemeinsam einer unbeteiligten dritten Person davon. Während für Sie die Wanderung wohl anspruchsvoll war und die Traversierung eines Steilhanges Präsenz erforderte, schwebte ihr Partner auf derselben Wanderung beinahe in Lebensgefahr, und der Steilhang wurde zu einem Überhang. Sie ärgern sich jeweils darüber, warum er auch immer so übertreiben muss. Fragen Sie sich doch in Zukunft: «Ja, könnte er das tatsächlich so erlebt haben?». Werden Sie sich bewusst, dass es immer unterschiedliche Blickwinkel gibt und dass eine Erfahrung immer nur aufgrund des eigenen Erlebens gemacht werden kann. Wenn er es so erlebt, ist es seine Wahrheit. Es kann kein «Rechthaben» geben. Aber das ist manchmal etwas schmerzlich einzusehen, denn wir alle kennen es aus unserer Kindheit, wie es ist, blossgestellt und lächerlich gemacht zu werden, als wir mit grossem Ernst unsere kindliche Wahrheit verkündeten. Und dieser Scham wollen wir uns als Erwachsene nicht mehr aussetzen, und wir kämpfen weiterhin ums Rechthaben.

Mann und Frau sind meist viel mehr mit dem Gegenüber beschäftigt, als dass sie bei sich selber hinschauen. «Aha, so war es für dich», reicht eigentlich, was das Gegenüber anbelangt.
Wer bin denn ich überhaupt? Bin ich stets die Gleiche, oder kann ich immer wieder neue Aspekte und Facetten entdecken, die ich dann meinem Gegenüber zeigen könnte? Wenn jemand damit beschäftigt ist, das Gegenüber entschlüsseln oder geradebiegen und von seiner Wahrheit überzeugen zu wollen, werden die eigenen Facetten nicht sichtbar. Und dann entstehen die berühmten Sätze wie «Er versteht das halt nicht» oder «Sie wird ja nur eifersüchtig.» Schade!

Und so suchen viele ihren Traummann, ihre Traumfrau, dem oder der sie ganz bestimmte Eigenschaften usw. zuschreiben, und wenn sie dann eine Begegnung haben, wird das Gegenüber daraufhin gescannt, ob es auf das Traumbild passt, oder bei Nichtpassen wird dem Gegenüber dieses Bild auch schon mal regelrecht übergestülpt. Dabei verpassen es beide zu sehen, wer denn dieses Gegenüber ist.

Dazu eine kleine Geschichte von Osho aus dem Buch «Leben Lieben Lachen»: «Ich habe von einem Mann gehört, der sein Leben lang Junggeselle blieb, weil er auf der Suche nach der perfekten Frau war. Als er siebzig war, fragte ihn jemand: ‹Du bist auf der ganzen Welt herumgereist, und überall hast du gesucht. Konntest du nirgends eine perfekte Frau finden? Nicht mal eine einzige?› Der alte Mann wurde sehr traurig. Er sagte: ‹Ja, ein einziges Mal bin ich einer begegnet; einmal bin ich der perfekten Frau begegnet.› Der andere fragte: ‹Und was ist dann passiert? Warum hast du sie nicht geheiratet?› Da wurde er noch trauriger: ‹Was soll man machen? Sie war auf der Suche nach dem perfekten Mann.›»

Psychologen betonen oft, dieses Überstülpen müsse so sein, denn wenn man gleich zu Beginn einer Begegnung auch mit den dunkleren, unangenehmeren Seiten des Gegenübers konfrontiert sei, wenn man es sozusagen erkenne, könne man sich gar nicht verlieben, denn Verlieben heisse immer auch zu projizieren.

Bis zu einem gewissen Grad wird das wohl so sein. Aber Liebe kann genauso auch aus dem Einander-erkennen-Wollen entstehen, dafür braucht es nicht unbedingt die rosarote Verliebtheit. Meine eigene Erfahrung geht viel eher in diese Richtung. Als ich meinen Partner kennenlernte, haben wir nach zwei Wochen Bekanntschaft, zu einer Zeit, wo wir noch nicht wussten, wohin uns diese Begegnung führen würde, mit Zwiegesprächen begonnen. Eine Gesprächsmethode, bei der man sich dem Gegenüber schonungslos zeigt. Das heisst, ich habe mich ihm zugemutet, auch in meiner ganzen Unbedarftheit, die nebst meiner ganzen Schönheit auch noch da ist. Und genau so wollte ich auch ihn sehen. Ich wollte endlich ankommen und hatte von tiefstem Herzen genug von den Spielchen, die beziehungsmässig ablaufen, von den Spielchen, die uns empfohlen werden, sie zu spielen.

Ich wollte ihn erkennen und nicht nur meine Projektionen und Vorstellungen auf ihn stülpen. Das waren ganz erschütternde, tief berührende, verbindende Gespräche. Da hat sich mir ein Mann in einer Art und Weise gezeigt, wie sich noch nie ein Mann, auch keine Frau übrigens, gezeigt hat: schonungslos. Und ich war bereit, das einfach anzuschauen und anzuerkennen. Da war zwar alles andere als ein Traummann. Dafür sehr reell und menschlich und spürbar und sichtbar. Nachvollziehbar. Und diese Stärke, sich so selbstverständlich nackt zeigen zu können, oder zu sehen, wie er immer wieder den Mut fasste, sich auch so zu zeigen, war für mich unheimlich männlich und anziehend. Der ist einfach, wie er ist, und hat nichts zu verbergen. Das erfüllte mich auch mit Stolz auf ihn. Und es war unendlich erleichternd und befreiend, dieses Sehen und Gesehenwerden. Ich musste mir nicht überlegen, was er wohl denken könnte, was ihm wohl gefallen täte, was ihn wohl abschrecken würde. Ich nahm es in Kauf, nicht zu gefallen.

Diese Art, sich zu zeigen, macht ganz schnell deutlich, ob ein Gegenüber bereit ist, mich auch mit meinen schwierigeren Seiten, also als ganzen Menschen, zu sehen. Bei einer langjährigen Freundin ging das total daneben. Als ich ihr schilderte, was in mir vorgeht in Bezug auf sie, was mich oft für Gedanken quälen usw., hat sie sehr lieblos reagiert und mir meine Gedanken und meine Schwäche vorgeworfen und die Beziehung abgebrochen.
Damit müssen Sie auch rechnen. Nicht alle Menschen wollen auch die hässlicheren Aspekte eines Gegenübers sehen. Nur, ist es das, was Sie in einer Freundschaft oder Liebesbeziehung wollen? Zeigen Sie sich, und Sie werden gesehen oder eben auch nicht! Und dann ist es an Ihnen zu entscheiden.

Ich halte gar nichts davon, in einer Liebesbeziehung bewusst kleine Geheimnisse für sich zu haben. Es gibt auch so noch genug Dinge, die auszusprechen der Mut nicht immer da ist. Oder Dinge, die mir selber noch nicht bewusst sind, so dass ich sie noch gar nicht aussprechen kann. Wenn ich dazu noch bewusst Dinge zurückbehalte, ist das der Anfang vom Ende, der Anfang vom viel zitierten Sichauseinanderleben. So schleicht sich Entfremdung ein. «Das kann ich ihm nicht sagen, das würde ihn verletzen.» «Das kann ich nicht sagen, das versteht er sowieso nicht.» «Das kann ich ihm nicht zumuten, damit wird er nicht fertig.» «Das kann ich ihr nicht sagen, sie würde denken, dass ich sie nicht mehr liebe.» «Das kann ich nicht sagen, sonst verlässt sie mich.» «Das kann ich nicht sagen, sonst wird sie eifersüchtig.»

Mit solchem Verhalten nehme ich meinem Gegenüber die Handlungsfreiheit. Indem ich vermeintlich verschone, verweigere ich mir selber und meinem Gegenüber wichtige Lernschritte.

Wie soll sich ein Gegenüber mit seiner Eifersucht auseinandersetzen, wenn ich mich nur noch so verhalte, dass das ja nicht geschieht? Wie kann eine Partnerin verstehen lernen, wenn ich nichts sage? Wie kann ein Partner lieben lernen, wenn ich diese Liebe mit meinem Verhalten erkaufen will? Wie kann die Geliebte stark werden, wenn ich für sie entscheide, dass sie damit sowieso nicht fertig wird? Wie kann ein Mann laufen lernen, wenn ich glaube, ihn durchs Leben schleppen zu müssen?

In einem Krimi habe ich letzthin gelesen, dass man wohl viele Romanfiguren besser kennt als den eigenen Partner oder die Partnerin. Da verbringt man spannende Stunden und möchte sich immer tiefer in die Psyche der Protagonisten einfühlen, damit man ihr Handeln versteht. Aber wie ist das beim alltäglichen Gegenüber? Was reimen wir uns nicht alles zusammen, anstatt genauso neugierig und gespannt Anteil zu nehmen?

Ich höre zwar oft die Aussage: «Ach, wissen Sie, wir kennen uns in- und auswendig. Da gibt's nichts Neues mehr zu entdecken.» Da werde ich jeweils sehr hellhörig. Das glaube ich schlicht nicht, denn ich gehe davon aus, dass die meisten Menschen sich eben sehr stark mit bestimmten Eigenschaften etc. identifizieren, also ein bestimmtes Konzept von sich selber entwickelt haben – ich bin so und so, ich bin vom Typ her so und so – und in diesem Konzept bewegen sie sich oft lebenslänglich. Dieses Konzept ist jedoch nichts anderes als ein Korsett. Und wie oft stecken wir auch ein Gegenüber in solche Korsetts.

Es gibt nichts Spannenderes, als dieses Korsett Häkchen für Häkchen zu öffnen und dadurch zu entdecken, wie lange Abgeschnürtes zur Entfaltung kommt. Der Ausdruck «Über sich hinauswachsen» heisst nichts anderes, als dass jemand plötzlich noch ganz andere Facetten an sich entdeckt hat, solche, denen bis jetzt im Konzept-Korsett der Atem abgeschnürt war.

Solche Korsetts hatten womöglich mal ihren Sinn. Als junger Mensch brauchte man vielleicht irgendwo Halt, musste es überschaubar sein, damit man Schrittchen tun konnte. Genauso wie ein Gipsverband Sinn machen kann, bis der Bruch verheilt ist. Aber wenn der Gips danach nicht entfernt wird, verkümmert die Muskulatur, und das gebrochene Glied wird nie die volle Stärke zurückgewinnen.

Oder warum heisst es: «Er oder sie hat zwei Gesichter»? Ich denke, jeder Mensch hat Dutzende von Gesichtern, und es liegt an mir, die immer mehr aufzufächern, auch jene, die mir nicht unbedingt gefallen. Aber, Achtung: Nicht Sie fächern die Facetten Ihres Gegenübers auf, sondern Ihr Gegenüber fächert sie selber auf, und Ihre Aufgabe ist es nur, sie zu sehen und wertfrei anzunehmen als seine oder ihre Art zu sein. Dies ist ein wichtiger Aspekt der Liebe.

Jeder Mensch vereinigt in sich alles Mögliche und Unmögliche. Niemand ist nur so und so. Solche eindimensionalen Menschenbilder werden nur in den Medien gezeigt, und wir glauben sie gerne. Warum sonst könnte für jemanden eine Welt zusammenbrechen, wenn sich plötzlich «das wahre Gesicht» vom Gegenüber zeigt?

Eine Beziehung kann ein wunderbares Lern- und Entwicklungsfeld sein. Aber dazu müssen Sie sozusagen nackt sein, also sich nackt zeigen, genauso wie auch das Bild des nackten Gegenübers anschauen und annehmen zu wollen, auch mit all seinen seelischen Speckröllchen, Falten und Narben. Mit Kontrolle hat das nichts zu tun, sehr viel jedoch mit Anteilnehmen, mit Sehenwollen, mit Annehmenwollen, mit Aushalten, was ich auslöse, mit Stehenlassen, was zum anderen gehört, und damit, für das geradezustehen, was Meines ist. Aber es ist natürlich eine Frage eines Entscheides, was für eine Art der Beziehung zwei Menschen miteinander leben möchten. Möchten wir wahrhaftig sein, oder möchten wir interpretieren, erwarten und abwiegeln? Möchten wir uns so, wie wir auch noch sind, einem Gegenüber zumuten, oder wollen wir es vor uns verschonen?

• **Experiment:** Reden ist in jedem Fall Gold – **Zwiegespräch**

Der Psychoanalytiker Professor Dr. med Michael Lukas Möller hat das «Zwiegespräch» zusammen mit seiner Partnerin Célia Maria Fatia entwickelt. Eine ebenso einfache wie wirkungsvolle Gesprächsmethode.

Einmal wöchentlich nehmen Sie sich für anderthalb Stunden Zeit und sorgen für Ungestörtheit. Tragen Sie die Zwiegesprächstermine, wie alle anderen wichtigen Termine auch, in Ihre Kalender ein, damit sie nicht untergehen. In diesen anderthalb Stunden geht es darum, sich mittels kleinen, momentanen Selbstporträts auszutauschen. Die Struktur ist einfach:

- **Reden:** Beide haben abwechslungsweise je drei mal eine Viertelstunde Redezeit. Sind also gleichberechtigt und gleichwertig. Wenn ich rede, rede ich nur von mir selber: Wie geht es mir? Was beschäftigt mich? Was freut mich? Wo stehe ich im Leben? Wie sehe ich unsere Beziehung? Wie fühle ich mich als Mutter? Was fehlt mir in unserer Sexualität? Was gefällt mir so ganz besonders an dir? Wofür schäme ich mich immer wieder? Wovor habe ich Hemmungen? Was macht mir Angst? Was macht mich glücklich? Was suche ich im Leben? Eine sexuelle Fantasie usw. Die Themen sind endlos.
- **Verboten:** Für das Gegenüber zu reden wie z. B. «Du bist ja nicht, du tust, du machst nie, ich denke, du ...». Das sind Angriffe und Übergriffe, und das Gegenüber klinkt sich aus oder geht auf Gegenangriff. Denken Sie daran, es ist ein ungeschöntes Selbstporträt, das Sie für Ihr Gegenüber zeichnen möchten.

- **Zuhören:** Wenn ich zuhöre, höre ich mit offenem Herzen zu, in der Haltung: «Aha, so ist das für dich.»
- **Verboten:** Nonverbales wie Augenverdrehen, «Jetzt kommt sie schon wieder mit dem», Abwiegeln, «Ach komm, das ist doch nicht so schlimm.» Berührungen, Nachbohren, Dreinreden und Kommentieren sind auch nicht erlaubt.

- **Allgemeines:** Wenn ich in meiner Redezeit gerade nichts zu sagen weiss, dann schweige ich. Wir halten in dieser Zeit jedoch Augenkontakt und atmen immer wieder tief und ruhig.
- Auf Gesagtes muss nicht Stellung bezogen werden. Ich darf jedoch, wenn ich möchte, in meiner Redezeit darauf eingehen, aber auch wieder nur aus meiner Sicht. Z. B. «So wie du das vorhin gesagt hast, hab ich es noch nie gehört von dir. Danke, dass du mich daran teilhaben lässt. Für mich ist es so und so.»
- Auf ein Zwiegespräch bereite ich mich nicht vor, mache keine Notizen, sondern lasse es aus dem Moment heraus entstehen.
- Nach dem Zwiegespräch lassen wir das Gesagte ruhen und kommen nicht sofort darauf zurück. Das kann vielleicht drei Tage später beim Nachtessen sein: «Du, was du am letzten Zwiegespräch gesagt hast, hat mich sehr berührt, magst du mir dazu vielleicht noch mehr sagen?»
- Wichtig ist es, dass Zwiegespräche regelmässig, das heisst wöchentlich gemacht werden. Dadurch wird sich mit der Zeit die Gesprächskultur eines Paares auch ausserhalb dieser ritualisierten Struktur nachhaltig verändern und verbessern.

Ich empfehle auch, Zwiegespräche, ohne viel zu überlegen und ohne zuerst noch lange Bücher darüber zu lesen, einfach einmal eine Zeit lang zu wagen. Im Anhang finden Sie auch den Link zu dyalog, wo Sie noch mehr über Zwiegespräche erfahren.

Als Widerstand gegen das Zwiegespräch wird meist die feste Struktur aufgeführt. «Wir sind doch erwachsene Menschen und bringen es wohl fertig, normal und ohne solchen Firlefanz miteinander zu reden», sagte etwa ein Mann in einem Beratungsgespräch.

Das wäre wahrscheinlich das Ideal. Aber ideal ist leider nicht so real: Das effektive, wahrhaftige Gespräch geht in der Regel im Alltag unter. Beobachten Sie sich selber, wie und wann und worüber Sie mit Ihrem Partner oder Ihrer Partnerin reden. Beobachten Sie auch, wie Sie zuhören, was Sie dabei denken. Beobachten Sie, wie Sie reden. Was unterschieben Sie Ihrem Gegenüber alles? Was haben Sie von ihm Neues erfahren? Was haben Sie von sich gezeigt? Was nehmen Sie einfach so stillschweigend an? Was verheimlichen Sie ihm bewusst?

Sie kann nicht sagen, dass sie Zärtlichkeit braucht, weil sie denkt, es würde ihn langweilen. Er kann nicht sagen, dass er einfach nur ganz lange an ihrer Brust liegen möchte, weil er annimmt, dass sie ihn dafür verachten würde. Er kann ihr nicht anvertrauen, dass es ihn oft erregt, wenn er Frauen auf der Strasse sieht, weil er glaubt, es würde sie verletzen. Sie kann ihm nicht von ihrer wilden Fantasie mit einem derben unbekannten Mann erzählen, weil sie annimmt, es würde ihn verunsichern. Mit der Zeit wiegen diese Geheimnisse immer schwerer, und beide fühlen sich zunehmend unverstanden und sind verstrickt in gegenseitigen Annahmen, Vorstellungen und Vorwürfen. Die Trennung oder der Sprung nach aussen liegt nun nahe.

«Wir reden viel miteinander. Das brauchen wir nicht», sagte eine Frau letzthin. Als ich den beiden im Laufe unseres Beratungsgespräches zuhörte, ging es in eine ganz ähnliche Richtung wie das obig skizzierte Gespräch, wo's darum ging, dass sie länger gestreichelt werden möchte. Das heisst: Paare überschätzen sehr oft ihre Gesprächskultur. Sie reden wohl miteinander, die Frage ist viel eher das Wie.

Auf einen kurzen Nenner gebracht, ginge es darum, sich zu zeigen, hinzuhören, sehen zu wollen und stehen zu lassen.

Was hat das alles mit Sexualität zu tun? Erinnern Sie sich daran, wie ich im ersten Kapitel Sexualität definiert habe? Dieses effektive Gesprächsverhalten gehört zum äusseren Bereich der Sexualität. Anteilnahme heisst das Zauberwort. Wenn ich mich nicht gesehen fühle, kann ich mich auch nicht wahrhaftig für Sexualität und den inneren Kreis öffnen. Intimität heisst das nächste Zauberwort. Wenn ich keinen Rahmen der Intimität schaffen kann, und dazu gehört ein effektives Gespräch, dann wird auf Dauer keine nährende Sexualität stattfinden können. Irgendwann wird jedes noch so verliebte Paar vom Alltag eingeholt, und Gespräche und Zärtlichkeiten fliessen nicht mehr so selbstverständlich wie zu Beginn. Und dann wird es eine Frage eines Entscheides, ob ein Paar sich auch weiterhin auf allen Ebenen nahe sein möchte. Das heisst, es müssen bewusst Oasen ausserhalb des Alltags geschaffen werden, wo dieses Fliessen immer wieder möglich wird.

Ich behaupte, es ist die fehlende Intimität, die ein Paar auseinanderdriften lässt. Und Intimität beginnt mit einem effektiven Gespräch.

## Reden statt Raten

Das Fremde, Ungewisse, Unverbindliche einer neuen Begegnung verhilft zu einer gewissen Unbeschwertheit. Es ist die Zeit, wo zwei sich ohne Worte verstanden fühlen, und in diesem «Verstandensein-Kokon» begegnen sie sich auch sexuell. Entweder sagen sie einander nun haargenau, was sie wollen, so dass keine wirklichen Überraschungen und Entdeckungen möglich sind und die Sexualität sich schnell abnützt, weil sie auf der Mach-Ebene stattfindet. Oder beide zeigen einander nun, was sie sexuell so alles kennen und schon erlebt haben. Da kann es sein, dass zu Beginn einer gemeinsamen Sexualität ein wahres Feuerwerk an Techniken und Praktiken losgeht, das dann jedoch oft recht schnell ausglüht. «Am Anfang unserer Beziehung haben wir einander auch oral befriedigt, und wir haben Zungenküsse getauscht. Das will sie schon lange nicht mehr. Sie weicht dem regelrecht aus und sagt, ich soll sie in Ruhe lassen. Ich verstehe das nicht, am Anfang wollte sie es ja auch», erzählte ein enttäuschter Mann.

Es kommt oft vor, dass man zu Beginn einer Beziehung die eigenen Bedürfnisse nicht ganz ernst nimmt und nicht viel sagt, in der Annahme, dass sich das mit der Zeit von selbst ergibt. Und man geht die Sexualität so an, wie man es eben überall gezeigt und gesagt bekommt: Die beiden tun das, was man so tun kann, statt dass sie sich Zeit lassen und sich darüber austauschen, wie ein oraler Kontakt, um beim obigen Beispiel zu bleiben, auch noch sein kann: «Ich ekle mich davor, einen Penis in den Mund zu nehmen.» «Es würgt mich im Hals, wenn ein Mann sich beim Oralverkehr bewegt.» «Manchmal schmeckt eine Vulva ekelhaft nach Urin, so dass ich nicht gern lecke.» «Ich würde es schon tun, aber ich weiss nicht, wohin mit dem Sperma. Schlucken kann ich das nicht, und Ausspucken beleidigt doch den Mann.» «Ich kann nicht zulassen, dass ein Mann mich leckt, denn ich bin dort bestimmt schmutzig und rieche.»

«Aber das sind doch regelrechte Ablöscher, wenn wir so miteinander reden. Dann werde ich ja vollends unsicher». Ja, genau. Darum geht es. Sie sollen unsicher sein. Wenn Sie glauben, dass Sie genau wissen, was sich in der Sexualität gehört, verpassen Sie sich selber und das Gegenüber. Wenn die Frau beispielsweise nicht sagt, dass sie sich eigentlich vor Oralverkehr ekelt, wird sie ihn vermeiden, und Sie werden nie in den Genuss davon kommen. Wenn Sie hingegen darüber reden, wird es vielleicht irgendwann möglich sein, dass Sie gemeinsame Wege finden, wie es nicht mehr eklig ist und wie sie sich Ihrem Penis in kleinen, spielerischen Schrittchen annähern kann. Das heisst natürlich nicht, dass Oralverkehr unbedingt zu Ihrem sexuellen Repertoire zu gehören hat, sondern steht als Beispiel dafür, wie sich etwas durch das Offenlegen auch verändern kann.

Wenn diese Gespräche zu Beginn und auch später nicht immer wieder geführt werden, dann entstehen die ersten sexuellen Geheimnisse und der weit verbreitete «kleinste gemeinsame Nenner» der Sexualität. Wir leben das, was wir mitbringen, statt dass wir etwas Gemeinsames entwickeln. Das gemeinsame sexuelle Potenzial bleibt Brachland.

«Mein Mann weiss einfach nicht, wie er mich richtig berühren muss. Am Anfang war das noch nicht so schlimm, und ich dachte, dass es sich ergeben wird. Aber er streichelt und fummelt, und kaum zeige ich ein bisschen Lust, berührt er mich schon heftiger oder will gleich den Akt. Und dann verschwindet meine Lust nullkommaplötzlich, so wie sie aufgeflammt ist. Aber ich kann dann ja nicht mehr zurückkrebsen und hoffe jeweils, dass es schnell vorbei ist», erzählt eine 38-jährige Frau in der Beratung.

Solches Verhalten wird auch in den Medien als legitim verbreitet. In der unsäglichen Fernsehserie «Sex and the City» wird eine der Protagonistinnen derb gebumst. Sie lässt es geschehen, und man sieht, dass es ihr schon lange keinen Spass mehr macht. Der Mann rammelt und rammelt, bis er kommt. Erschöpft liegt er dann auf der Frau und fragt: «War ich gut?» Sie verdreht die Augen, sagt dann jedoch: «Ja.» Schnitt: Die vier Hauptdarstellerinnen hecheln dieses Erlebnis durch und kommen zum Schluss, Männer sind derbe Nieten. Auch in Zeitungen werden täglich solche Bilder verbreitet: Im Schweizer «Sonntagsblick» berichteten kürzlich zwei Ex-Missen unter dem Titel «Sexbeichte» über vorgetäuschte Orgasmen. Die eine sagte, sie habe es getan, weil das unbefriedigende Liebesspiel sie einfach genervt habe. Die andere, weil der Sex so schlecht war, dass sie dachte, es wäre gut, wenn er dann mal wieder aufhörte. Warum ums Himmels willen haben die beiden Frauen den für sie unbefriedigenden Akt nicht einfach abgebrochen? Ich denke, beide Seiten hätten mehr davon profitiert.

Die meisten Paare gehen davon aus, dass der oder die andere schon weiss, was zu tun ist im Bett. Und sie gehen davon aus, wenn es am Anfang ganz o. k. ist, dass das auch so bleibt, und pendeln sich sexuell ein. Und damit ist der Grundstein gelegt für das Thema Nummer eins in langen Beziehungen: die Unlust.

Mann und Frau funktionieren in der Sexualität gegenteilig. Ich zeichne das hier ein bisschen überspitzt auf, und es heisst nicht, dass es immer so ist. Der Mann mag es in der Regel direkt, er mag eher konkrete Berührung, und er mag es, wenn auch sein Penis schon ganz am Anfang eines Liebesspieles berührt wird. Die Frau hingegen braucht im Alltag Zärtlichkeit und Anteilnahme, damit sie überhaupt bereit ist, sich zu öffnen. Sie mag zarte Berührungen am ganzen Körper und mag es nicht, wenn er sofort ihre Genitalien ansteuert.

Wenn nun beide von sich und ihren Vorlieben ausgehen, kann ein Liebesspiel so aussehen, dass der Mann nun ewig lange aufs zarteste gekrault wird, und das möglichst weit von seinem Penis weg, und die Frau wird reibend und quetschend an Brüsten und Venus berührt. Der Mann wird immer heftiger, weil von der Frau nicht die erwartete Reaktion kommt, und die Frau krault verzweifelt immer sanfter, weil ihr die Berührungen des Mannes zu heftig und zu direkt sind. Wenn der Mann erregt ist, wird die Frau sich erst recht hüten, seinen Penis zu berühren, aus Angst, dass er das als Startschuss für den Geschlechtsverkehr auffassen könnte. Und dabei ist ihre leicht aufflammende Lust gerade wieder irgendwohin verschwunden …

Leicht überzeichnet, aber woher soll ein Mann wissen, wie eine Frau gerne berührt werden möchte, wenn nicht von ihr? Und umgekehrt? Es ist reiner Zufall, wenn jemand genau in der richtigen Art und Weise berührt, und das über Jahre hinweg. Kommunikation ist auch in der Sexualität das A und O. Aber damit sind nicht die Kommandos «Tiefer, höher, schneller!» gemeint, sondern echte Gespräche über das Empfinden, über sexuelle Reaktionen, über Fantasien, über Schwieriges usw.

Weit verbreitet ist auch die Sprachlosigkeit, was die Genitalien anbelangt. Wie sag ich bloss zu meiner Vagina oder meinem Penis? Wörter, die in der Arztpraxis oder im professionellen Umgang angebracht sind, wirken im vertraulichen Paargespräch vielleicht zu distanziert, und die bekannten Vulgärausdrücke bergen grosses Verletzungspotenzial und passen auch nicht, da sie ja bereits mit anderen sexuellen Bildern besetzt sind. Lassen Sie bei der Benennung der Geschlechtsorgane Ihre Fantasie walten, lassen Sie sich leiten von deren Form und vom Empfinden in den Genitalien oder von einem Wunsch. Vielleicht Hengsthammer, glamour valley, Perlentaucher, Schatztruhe, Heilstab, Urquellgrotte, oder vielleicht geben Sie Ihren Genitalien auch Namen, die eine Eigenschaft ausdrücken. Sind Sie eher schüchtern oder draufgängerisch, fröhlich oder verschleiert? Es kann Spass machen, sich auf Namen zu einigen, die das ausdrücken. Vielleicht brauchen Sie auch einen Doppelnamen?

Gespräche über Vorlieben und Bedürfnisse finden idealerweise schon im Alltag statt, und zwar am besten in der Haltung oder auch direkt in Form von Zwiegesprächen, wo man zuhört und sich zeigt. Wenn man nur im Bett ausführlich über Sexualität redet, ist es tatsächlich oft schwierig, in Lust zu kommen. Und es reicht nicht, wenn man einmal zu Beginn der Beziehung darüber redet. Diese Gespräche müssen immer wieder geführt werden, denn Sexualität verändert sich auch immer wieder. Oder eine Berührung, die zu Beginn vielleicht noch als ganz angenehm empfunden wurde, kann plötzlich Ekel auslösen, weil irgendetwas tief innen berührt wurde.

Zum besseren Verständnis dieser Gegensätze zwischen Mann und Frau brauche ich gerne das Bild, wie die Sexualenergie fliesst. Wie ich ja schon beschrieben habe, geht man im tantrischen Verständnis davon aus, dass der Mann im Penis gebend ist, die Frau im Herzen. Und es sind diese gebenden Pole, die gesehen werden wollen.

Im Abschnitt «Freudenfluss» habe ich beschrieben, dass es manchmal reichen kann, wenn der Mann seiner Partnerin ganz liebevoll die Hand auf die Brüste legt, und sie fliesst dann einfach aus. Da wird dieser Weg der Energie wunderbar sichtbar.

Dieses Bild zeigt aber auch, dass der Mann seine Frau vor allem auf der Herzensebene abholen muss, wenn er eine hingebungsvolle Geliebte haben möchte. Und es zeigt, so paradox es für viele Frauen tönen mag, dass die Frau ihren Mann beim Genital abholen muss, wenn sie einen einfühlsamen, liebevollen und verständnisvollen Partner und Geliebten haben möchte. Aber diese Gesetzmässigkeit wird meist nicht beachtet. Aber wenn nun eine Frau den Penis ihres Partners hält und ihm damit signalisiert: «Ich sehe dich», dann wird sich das Herz des Mannes erwärmen, so dass er auch besser auf die vielleicht noch nicht genitalen Bedürfnisse seiner Frau eingehen kann.

Meiner Meinung nach geht es in erster Linie darum, diese Gesetzmässigkeit zu beachten und wahrhaftig zu sein, indem beide sich im Gespräch gegenseitig einfühlbar machen und sich auch schwach und bedürftig zeigen. Dieses Sichzeigen und Sehen auf einer tieferen Ebene schafft Mitgefühl – nicht zu verwechseln mit Mitleid – und aus diesem Mitgefühl entsteht Intimität. Und aus dieser Intimität entsteht Begehren. In dieser Reihenfolge. Nur neigen wir dazu, direkt auf das Begehren loszusteuern, und wundern uns, wenn es nicht oder nicht mehr da ist.

## Die Sache mit der Lust

«In langjährigen Beziehungen soll es normal sein, dass die Lust wegbleibt. In meinem Inneren ist aber etwas, das mir sagt, es könnte auch anders sein. Es müsste doch gerade in der Vertrautheit einer langen Beziehung möglich sein, dass Lust und Liebe bleiben. Was meinen Sie?», fragte ein Klient.

Das sagt mir mein Inneres auch. Ich denke, es gibt kaum einen Bereich der Sexualität, der derart von bestimmten Vorstellungen geprägt ist wie das Thema Lust. Einerseits wird das als etwas rein Hormonelles betrachtet, andererseits als etwas fast Technisches, das aus dem Nichts heraus auf Knopfdruck da sein müsste, vorzugsweise in den letzten Minuten vor dem Einschlafen, und das möglichst genauso oft wie in den Umfragen, die mit schöner Regelmässigkeit in den Zeitungen publiziert werden. Vergessen Sie die! Die haben mit der Realität nicht viel zu tun. Entweder werden bei solchen Umfragen nur gerade frisch verliebte Männer und Frauen befragt, oder dann fühlen sich die Befragten genötigt, Antworten zu geben, von denen sie denken, dass sie damit etwa im Durchschnitt liegen. Abgesehen davon sagen diese Zahlen gar nichts über die Qualität oder über Erleben und Empfinden aus. Im ersten Kapitel haben wir die Vorstellungen, die mit dem Thema Lust verbunden sind, ja schon etwas näher angeschaut. Und ist es nicht so: Je weniger etwas sättigt, desto mehr muss davon gegessen werden?

Ganzheitlich nährende Sexualität braucht Zeit. Zeit, sich einzulassen, Zeit, sich zu wärmen, Zeit zum Geniessen. Sie taugt also eher nicht für die letzten Minuten vor dem Einschlafen.
Ich bin sicher, dass es ganz viele Gründe gibt, warum einem Paar, oder ein bisschen häufiger den Frauen, die Lust abhandenkommt. Die Frau ist die Aufnehmende, die Empfangende, und ihr Genitalbereich ist stärker vom Gefühlsbereich abhängig und auch stärker verletzt. Aus diesem Grund reagiert ihr Körper in der Regel auch

schneller darauf, wenn sie nicht achtsam mit sich und ihrer Sexualität umgeht.

Dem Mann kann die Lust durch Stress vergehen. Er muss in solchen Lebensphasen sehr bewusst für Ausgleich und Entspannung sorgen, und zwar nicht im schnellen Sex mit der Partnerin, denn dadurch würde ihr ganz schnell die Lust vergehen, weil sie sich damit nicht gemeint und begehrt, sondern benutzt vorkommt.

Sex zum Stressabbau ist Missbrauch der Sexualität. Darauf reagieren die Menschen, denn es wird dem Wesen der Sexualität nicht gerecht.

Aber auch unausgesprochene Erwartungen machen seiner Libido zu schaffen. Und auch Männer erleben Missbrauch und erfahren Gewalt und Abwertungen, was sich gerade in längeren Beziehungen, wenn das nicht mitberücksichtigt wird, auch auf ihr sexuelles Verhalten und Empfinden auswirken kann und damit auch auf die Lust. Und wie ich im Kapitel «Männer» beschrieben habe, spielt die gesellschaftliche Pornografisierung eine nicht zu unterschätzende Rolle. Das herzhafte Begehren kann dadurch immer mehr auf der Strecke bleiben, weil das Mitgefühl für ein Gegenüber nach und nach abnimmt und die gemachten Bilder und Vorstellungen zunehmend stärker gewichtet sind als das eigene Erleben.

Wie wir weiter oben gesehen haben, kann das Nichtbeachten von Gesetzmässigkeiten, genauso aber auch unser eigenes Verhalten zu Beginn einer Beziehung dazu beitragen, eine Unlustspur zu legen. Es ist nicht ganz ideal, aber die Frau sagt nichts, weil sie hofft, dass es sich einpendelt mit der Zeit. Aber das Gegenteil geschieht. Er berührt immer noch wie zu Beginn, in der Annahme, es sei gut so, weil die Frau ja nichts sagt. Aber sie entwickelt immer mehr Abwehr und verschliesst sich und hofft, dass er bald fertig ist, oder dreht den Kopf weg, weil sie diese Art zu küssen nicht mag, oder legt sich nur noch so hin, dass er eine bestimmte Körperstelle nicht berühren kann, oder spielt den Orgasmus, damit er zufrieden ist. Auch wenn Missbrauch, Übergriffe, Gewalterlebnisse, Schmerzen usw. nicht berücksichtigt werden, kann sich Lust nicht entfalten oder vergeht bald wieder.

Lust braucht die Nahrung der Intimität, der Zweisamkeit, des Sicheinlassens. Daraus kann sie immer wieder auferstehen. Lust lässt sich aber auch nicht festhalten. Sie kann kommen und gehen wie Wellen im Meer. Wer das erkannt und verinnerlicht hat, macht sich viel weniger Stress mit der verflixt eigenwilligen Lust. Es kann ja auch vorkommen, dass sich die Lust mitten in einem Geschlechtsakt langsam verabschiedet. Wer sagt denn, dass man auf Biegen und Brechen «fertig» machen muss? Wer das schon getan hat, weiss, wie unbefriedigend das sein kann. Warum also nicht der Lust folgen und das Liebesspiel morgen oder übermorgen weiterspielen?

Lust verändert ihr Gesicht je nach Lebenslage. Auch mit dem Älterwerden wird sich Lust verändern: «Was tun, wenn der Eisprung als natürlicher Lustauslöser ausfällt und die Hormonproduktion stetig zurückgeht und damit auch die Libido? Was hat frau für Quellen der Stimulanz? Und ist die eigene Sexualität entwicklungsfähig? Manchmal möchte ich einen Startknopf drücken können. So ähnlich funktioniert es nämlich bei meinem Mann. Ich vermisse die Quickies!», schrieb mir eine Frau.

Bezüglich Sexualität sind Mann und Frau bis ins hohe Alter lern- und entwicklungsfähig. Das ist auch notwendig, denn Sexualität bzw. Empfindungen, Ausdrucksformen, Libido usw. sind in stetem Wandel. Die Frau im Beispiel vermisst einen Teil der bis anhin gewohnten Sexualität, die Quickies. Das ist einerseits schmerzlich, birgt andererseits die Chance, etwas Neues zu entdecken. Sie kann auch ein paar Schritte zurückgehen und sich fragen, was an den Quickies so reizvoll war, in welchen Situationen sie stattfanden oder ob die Sexualität fast ausschliesslich aus Quickies bestand usw.

Mit den Jahren hat sich einiges verändert im Leben, im Körper, in der Beziehung usw. Es könnte darum gehen, sich auf das einzulassen, was jetzt ist, anstatt dem nachzutrauern, was früher war.

Nach meinem Verständnis ist die Libido nicht in erster Linie hormonell gesteuert, sondern muss im Alltag genährt werden. Im Übrigen ist alles möglich, was anspricht. Von Literatur über Filme hin zu Fantasien oder Aphrodisiaka. Die Frage ist eher, ob jemand seine Lust von aussen speisen oder auf die Weisheit des Körpers und des Momentes vertrauen möchte. Denn da scheint etwas zu sein, was sagt: «Moment, ich möchte meine eigene Lust finden. Moment, ich brauche jetzt viel mehr Zeit, bis ich meinen Mann aufnehmen möchte.» Wenn das nicht so funktioniert wie früher, heisst das nicht, dass die Libido abhandengekommen ist. Sondern dass da vielleicht eine andere Art der Lust entsteht, die sich entfalten und ausbreiten möchte. Eine Lust, die nicht mehr so explosiv daherkommt wie in jüngeren Jahren, sondern die mehr auf Geniessen ausgerichtet ist.

Auch wenn es der Frau aus dem Brief vielleicht so scheint, als könnte ihr Mann nur einen Startknopf drücken, kann das vielleicht auch ganz anders sein. Da ist wohl eine Erektion, aber warum muss es dann ganz schnell gehen? Hat er unterschwellig Angst, dass sie sich wieder legt?

Es gäbe jetzt viel Neues miteinander auszutauschen und zu entdecken. Viele Menschen berichten, dass sie ihre lustvollen sexuellen Fähigkeiten erst im Alter voll entdeckt haben. Sexualität ist also nicht einfach gegeben, aber sie kann ebenso wenig losgelöst betrachtet werden. Sexualität ist mitgeprägt von allem, was im Leben geschieht.

## Sexualität nach der Geburt

Auch Geburten können einen Einfluss auf die Lustentwicklung haben. Und auch hier meine ich nicht in erster Linie die Hormone, die natürlich vor allem in den ersten Monaten und in der Stillphase auch eine Rolle spielen, sondern ganz schlicht und einfach körperliche Aspekte. Darüber redet man kaum: Das Geburtsgeschehen an sich, aber auch gynäkologische Eingriffe und Untersuche können viel öfter traumatisierende Auswirkungen haben, als man annimmt. Es kann Schürfungen geben, oder der Damm- oder Kaiserschnitt hinterlässt oft nicht nur die sichtbare Narbe, sondern das Gewebe bleibt traumatisiert zurück, was mit der Zeit zu einer bewussten oder unbewussten Abwehr auf Berührung jeder Art führen kann. Und auch in diesem Zusammenhang erlebe ich es immer wieder, wie verzweifelt eine Frau versucht, Lust zu haben, und wie oft sie dem Mann zuliebe den Akt zulässt, statt dass sie sich und ihrem Körper die notwendige Zeit lässt. Wenn sie nun in dieser Situation um die Gesetzmässigkeit des Energieflusses wüsste, könnte das so aussehen, dass sie seinen Penis hält und streichelt, mit der Haltung: «Ich sehe dein Bedürfnis und achte es. Mein Körper ist noch nicht bereit, dich aufzunehmen.» Der Mann fühlt sich gesehen und kann dann auch ruhiger eine Zeit lang auf den Geschlechtsverkehr verzichten und freudig den mittleren Bereich der Sexualität pflegen. Das ist ganz wichtig, denn wenn die beiden diesen Bereich nicht pflegen und sozusagen nur darauf warten, bis sich allenfalls Lust und Bereitschaft auf Genitalsexualität wieder einstellen, ist oft schon eine körperliche Entfremdung da.

Die beiden könnten sich jedoch auch in einer ganz entspannten stillen Penetration vereinigen, das heisst, wie im Experiment aus dem ersten Kapitel beschrieben, ohne sich zu bewegen ineinander sein. Wenn das Eindringen ganz achtsam und sehr langsam geschieht, kann dieses Verbundensein mithelfen, dass sich das geschundene Vaginalgewebe langsam entspannen und heilen kann.

Aber dieses Aufnehmen des Mannes nach einer Geburt hat noch einen anderen Sinn: Der Geburtsvorgang hat die Rollen umgekehrt, die Frau ist zur Gebenden geworden, denn sie hat dem Mann ein Kind geboren, wie der Volksmund sagt. Wenn die Frau nach der Geburt den Mann ganz bewusst in ihrer empfangenden Haltung in sich aufnimmt, kommt da etwas wieder ins Lot.

Ich mag mich noch gut daran erinnern, wie sehr ich mich nach der Geburt meiner älteren Tochter danach sehnte, mit meinem Mann genital vereinigt zu sein. Es war nicht Lust, es war etwas ganz anderes, etwas, was ich bis anhin nicht gekannt hatte. Aber ich wusste damals noch nicht, dass es auch eine ganz andere Art von Sexualität gibt. So wurde diese Vereinigung eher zum Desaster, denn sie stillte nicht das, wonach mein Inneres sich so bald nach der Geburt gesehnt hatte.

Da war ein Paar, das mich wegen der Lustlosigkeit der Frau aufgesucht hat. Im Laufe des Gespräches hat die Frau ihrem Mann erstmals gesagt, dass sie seit der Geburt ihres Sohnes beim Geschlechtsverkehr Schmerzen hat. Die Geburt lag acht Jahre zurück. Da ist es doch kein Wunder, wenn die Lust vergeht. Oder eine junge Frau sagte beinahe resigniert: «Es ist halt nicht mehr dasselbe wie vor der Geburt.» Oder die Frau, die während der Geburt mehrmals hektisch und grob untersucht wurde und die sich dabei ausgeliefert und ohnmächtig fühlte: «Geschlechtsverkehr tut mir so weh, dass es nicht mehr geht. Vor allem halten die Schmerzen den ganzen nächsten Tag lang an.»

Das muss nicht einfach hingenommen werden, sondern das kann heil werden. Aber es ist notwendig, sich dem Partner damit zu zeigen und die Verantwortung für sich selber wahrzunehmen.

Die Vorstellung, dass «es» sein müsste wie vor der Geburt, ist weit verbreitet. Aber stellen Sie sich vor, was der Körper und die Seele für eine Leistung vollbringen! Werden Sie sich auch bewusst, dass Sie nach einer Geburt in einen neuen Lebensabschnitt eingetreten sind. Sie sind Mutter geworden, Sie sind zusammen Eltern geworden. Und da die Sexualität ja nie als etwas Losgelöstes betrachtet werden kann, ist es ganz klar, dass sich durch die Veränderung der äusseren Umstände auch im inneren Erleben und Empfinden etwas verändern wird. So wird es aller Wahrscheinlichkeit nach notwendig sein, den Liebesstil an die neuen Gegebenheiten anzupassen. Vielleicht ist mehr Langsamkeit gefragt, mehr Sanftheit, mehr Zärtlichkeit, der ganze mittlere Bereich der Sexualität kommt mehr zum Zug, und vielleicht sollte jetzt nicht mehr so sehr der Orgasmus im Vordergrund stehen, sondern die herzhafte Verbindung und das Heilwerden der Vagina.

Frauen haben oft die Haltung: «Er braucht das halt, so muss ich halt.» Oder die Angst ist gross, dass er fremdgeht, wenn er keinen Geschlechtsverkehr haben kann, oder die Angst, ihm nicht zu genügen, die Angst, ihn zu verlieren. Aber auch für einen Mann ist es auf die Dauer nicht befriedigend, wenn er merkt – und er merkt es! – dass es für die Frau nicht ideal ist. Sie legt mit diesem Verhalten eigentlich genau die Spur, die sie auf keinen Fall will. Wenn sie nicht mit ganzem Herzen den Mann aufnehmen kann, kann er auch nicht mit seinem ganzen Wesen geben. Und wenn er nicht ganz bewusst gibt, sondern einfach das nimmt, was er hie und da bekommen kann, dann wird sie sich mit der Zeit missachtet und missbraucht vorkommen, und sie wird sich noch mehr verschliessen.

Aber auch er fühlt sich so nicht gesehen und leidet still vor sich hin, manchmal über Jahre und Jahrzehnte hinweg, wie ich von Männern höre. Andere wiederum suchen ganz konkret danach, sei's im Internet, in Salons oder bei einer Geliebten. Das hat nicht viel mit der weit verbreiteten Samenstreu-Theorie zu tun, sondern ist ein innerseelischer Prozess.

Wenn jedoch die Frau sich ihm offenbaren würde, mit ihrem Schmerz, mit ihren Ängsten und Befürchtungen, dann könnte er Anteil nehmen, und sie könnten gemeinsam mögliche Verhaltensweisen besprechen und ausprobieren. Auch er könnte sich mitteilen, seine Unsicherheit, seine Bedürftigkeit usw. Ich höre oft von Männern, wie hilflos es sie macht, zu spüren, dass es für die Frau nicht wirklich gut ist, aber dass sie auch keinen Ausweg wissen und halt eben nehmen, was sie hie und da bekommen, im Wissen darum, dass es nicht wirklich sättigt. Sie fühlen sich dadurch auch in die Rolle des ewigen Bittstellers gedrängt und entsprechend gedemütigt.

Ich höre oft von Männern: «Wenn wir wenigstens miteinander zärtlich sein könnten, wäre alles halb so schlimm, aber nicht einmal das lässt sie noch zu.»

Für den Mann ist es also genauso wichtig, dass auch der mittlere Bereich der Sexualität gepflegt wird. Kuscheln, Schmusen, Streicheln. Aber genau das, was auch die Frau so gerne möchte, lässt sie nicht mehr zu, aus Angst, dass sie dann mehr geben muss, als sie momentan oder überhaupt geben kann.

Als Beispiel dafür, wie wichtig es ist, dass Paare ihre Sexualität auf ihre persönlichen Möglichkeiten und Gegebenheiten ausrichten, statt einem bestimmten Bild der Sexualität nacheifern zu wollen, schildere ich hier kurz ein Paar, beide mit körperlichen Behinderungen, das ich schon eine Zeit lang begleiten darf. Vor allem sie wünscht sich, sich mit ihm genital zu vereinigen, um sich einmal ganz als Frau fühlen zu können, aber auch um ihm so nahe wie möglich zu sein. Ohne fremde Hilfe ist das aufgrund ihrer Behinderungen nicht möglich. Aber auch mit meiner Hilfe ist dieser Schritt – noch – nicht möglich geworden. Wir haben miteinander nun etwas anderes entdeckt, wie sie sich auch ganz als Frau fühlen kann, und wenn ich die beiden dann auch noch so nahe, wie es ihre Körper zulassen, zueinander hin bette, liegen sie da mit ganz glücklichen Gesichtern und geniessen die Nähe, die möglich ist. Ich finde es jedes Mal sehr berührend, wenn ich die beiden in ihrer Sexualität begleiten darf. Ich bin Zeugin geworden, wie sie mit ihrem Schicksal als Menschen mit Behinderungen hadern, aber auch, wie sie immer und immer wieder nach Wegen suchen, wie sie ihre ganz persönliche Sexualität leben können, und dabei auch sehr erfinderisch und unkonventionell vorgehen. Ich darf auch erleben, wie entspannend es für beide sein kann, wenn sie sich für Momente mit dem anfreunden können, was möglich ist, und sich darauf einlassen.

Eine Möglichkeit, wie Sie lernen können, sich auf Ihr Gegenüber einzulassen, bietet das nächste Experiment, ein Spiel. Dabei geht es darum, einander wie im Zwiegespräch, aber diesmal auch ganz körperlich Einblick in Wünsche und Welten zu geben. Und was beim Zwiegespräch das Zuhören, ist bei diesem Spiel das Dienen. Haben Sie keine Scheu, auch Wünsche zu äussern, die vielleicht etwas seltsam oder peinlich wirken könnten. Wie im Zwiegespräch das Gesagte dürfen hier die Wünsche nicht kommentiert werden, auch nicht nonverbal, denn mit den Wünschen zeigt sich das Gegenüber, und Sie wollen es ja sehen.

• **Experiment:** Dein Wunsch sei mir Befehl – **Wünschen und Dienen**

Sie bestimmen, wer wünscht und wer dient, und Sie bestimmen einen Zeitrahmen. Achten Sie darauf, dass beide, wie auch beim Zwiegespräch, gleich viel Zeit beanspruchen. Es empfiehlt sich, ein erstes Mal vielleicht je eine halbe Stunde einzusetzen und dann die Rollen zu wechseln. Später, mit einiger Übung, können Sie dieses Spiel auch auf ein ganzes Wochenende ausdehnen und die Rollen am nächsten Wochenende wechseln.

Das Spiel eignet sich auch gut als Kurzaustausch, wenn über

längere Zeit wenig gemeinsame Zeit da ist. Einander nur schon während zehn Minuten mit grosser Präsenz einen Wunsch zu erfüllen, kann einem Gegenüber zeigen: «Ich bin ihm/ihr nicht egal.»

Im Prinzip können Sie sich alles wünschen. Der Diener oder die Dienerin muss jedoch nicht alles erfüllen, aber er oder sie darf auch nicht einfach Nein sagen. Das Gespräch darüber ist wichtig. Über Ängste, Scham, Befürchtungen, Abwehr usw. Wenn der Mann sich z. B. schon lange Oralverkehr wünscht, die Frau das aber nicht geben kann, dann macht es wohl Sinn, dass der Mann diesen Wunsch wieder einmal äussert, aber sie dann gemeinsam abmachen, inwieweit die Frau sich dem ein bisschen annähern kann. Es könnte vielleicht sein, dass sie den Penis des Mannes einmal ausgiebig anschaut, sich so mit ihm vertraut macht und dabei genau auf ihre Gefühle achtet. Oder es könnte sein, dass sie vielleicht den Penisschaft einmal mit ein paar ganz kleinen Küsschen beehrt. Dieses Sich-einlassen-Wollen zeigt dem Partner die Wertschätzung, und für die Dienende ist es eine Möglichkeit, eigene Grenzen vielleicht langsam zu erweitern oder auch sicher zu wissen: Es geht einfach – noch – nicht. Wichtig: Es geht nicht darum, etwas über sich ergehen zu lassen, sondern aktiv zu schauen: Was kann ich wie geben?

Die Wünsche müssen jedoch keineswegs nur im engsten Sinne sexueller Natur sein. Denken Sie an die drei Kreise. Und denken Sie daran, Sie zeigen etwas von sich, indem Sie wünschen. Der Mann wünscht sich, dass die Frau ihn zu einer Automesse begleitet, etwas, worüber sie sonst die Nase rümpft. Im Gegenzug besucht er mit ihr die Kunstausstellung, um die er sonst einen Bogen machen würde. Und denken Sie daran, es ist keine langweilige Pflichtübung, sondern begleiten Sie Ihr Gegenüber mit Neugier, denn Sie erhalten Einblick in einen Teil seiner Welt. Unterstehen Sie sich also, über PS und Motoren zu lästern oder sich über die langweiligen Konkreten auszulassen.

Sie wünscht sich, dass er für sie einen Strip inszeniert. Er wünscht sich, von ihr gebadet und eingecremt zu werden. Sie wünscht sich, dass der Mann eine Viertelstunde lang ihr Haar bürstet und sie danach eine Viertelstunde lang küsst. Er wünscht sich, dass sie nackt in der Wohnung herumläuft. Sie wünscht sich, von ihm nach seinen Vorstellungen angezogen und geschminkt zu werden. Er wünscht sich, dass sie sich einfach nur still auf seinen Rücken legt und mit ihm atmet. Sie wünscht sich, dass er sie von Kopf bis Fuss zärtlich streichelt. Er wünscht sich, dass sie ganz lange ihre Hand auf seinen Penis legt. Sie wünscht sich ein Picknick auf dem Wohnzimmerboden …

**Reflexion:** Was fällt Ihnen leichter, das Wünschen oder das Dienen? Fällt es Ihnen leicht, Wünsche auszusprechen? Schwächen Sie Ihre Wünsche ab, aus Angst, das Gegenüber damit zu erschrecken? Beispielsweise, wenn Sie als Mann sich am liebsten jedes Mal eine ausgiebige Penismassage wünschen oder Sie als Frau endlos langes Küssen. Was geht in Ihnen vor, wenn Ihr Wunsch nicht so erfüllt wird, wie Sie sich das vorgestellt haben? Was geht in Ihnen vor, wenn Sie mit einem Wunsch konfrontiert werden, den Sie auf Anhieb nicht erfüllen können? Sind Sie als dienender Teil so präsent wie möglich bei Ihrem Gegenüber, oder erfüllen Sie den Wunsch eher halbherzig? Haben Sie sich dabei ertappt, dass Sie den Wunsch innerlich kommentieren? Können Sie das Geschenk annehmen, so wie es Ihr Gegenüber geben kann, oder hängen Sie ganz stark Ihrem exakten Wunsch-Bild nach?

Dieses Spiel gibt Ihnen auch die Möglichkeit, spielerisch aus dem Alltag auszubrechen und die gewohnte Routine zu verlassen. Tragen Sie sich diesen Spieltermin hie und da in Ihren Kalender ein, denn Sie wissen ja, der Alltag ist gnadenlos!

## Sich auseinanderleben

Eine junge Frau, seit sechs Jahren verheiratet, zwei Kinder im Alter von fünf und drei Jahren: «Mein Mann und ich leben uns langsam auseinander. Ich habe das Gefühl, dass wir uns regelrecht verlieren. Auch sexuell läuft nicht mehr viel. Vielleicht so alle zwei Monate mal. Ich bin zu müde und ertrage seine Annäherungen immer weniger, obwohl ich Sehnsucht nach Nähe verspüre. Aber wenn wir dann miteinander schlafen, ist es schön. Dann fühle ich mich nahe.»

In diesen wenigen Sätzen sind verschiedene Themen angesprochen. Ich picke «Sehnsucht nach Nähe» heraus. Es fragt sich, ob in dieser Situation «Miteinanderschlafen» das Richtige ist, um Nähe zu erleben. Aber was kennen wir denn noch anderes?
Und das Bild vom «Einander-Verlieren» ist schön getroffen, auch wenn es in diesem Zusammenhang ein schmerzliches ist. Wenn ein Paar voneinander nicht mehr weiss, wo sie oder er steht, was schwierig ist oder freut, dann kommt es zum viel zitierten «Sichauseinanderleben».

In einer Beziehung, egal ob mit oder ohne Kinder, braucht es heute wie gesagt den bewussten Entscheid beider, wach zu bleiben, offen zu bleiben füreinander und dafür auch Zeit einzuräumen.

Es geht aber nicht nur darum, gemeinsam etwas zu unternehmen, denn das ist oft einfach Ablenkung. Es geht darum, miteinander auch unverplante, von aussen ungestörte Zeit zu verbringen, wo etwas Gemeinsames aus dem Moment heraus entstehen kann. Gespräche, aber um Himmels willen keine Vorwürfe «Immer tust du, nie machst du» und kein Beziehungsgeknatsche mit Nachbohren, Ausquetschen und Belagern, sondern wie oben beschrieben effektives Miteinanderreden, wo beide einander abwechslungsweise schildern, wo sie selber gerade stehen, was freut oder frustet. Der indische Mystiker Osho beschreibt das in «Yoga, the Alpha and Omega» sehr schön: «Offenbare dein ganzes Herz; sei nackt! Zwischen zwei Liebenden darf es keine Geheimnisse geben, sonst gibt es keine Liebe.»

Wenn diese Liebe und Nähe nicht gepflegt werden, wird es in einer Beziehung auch zunehmend schwierig, gemeinsam schöne Sexualität zu leben.

Denn unbemerkt wird der Sexakt eben oft dazu degradiert, sich fehlende Herzens-Nähe zu holen oder sich sexuell zu entladen. Das sexuelle Zusammensein entsteht dann nicht aus lustvoll freudigem Begehren und wird somit auf die Dauer schal und unbefriedigend, weil es weder dem Mann noch der Frau gerecht wird. Sexualität beginnt also lange vor dem Bett, indem zwei sich immer wieder ganz bewusst Oasen ausserhalb des Alltags schaffen. Das ist auch mit kleinen Kindern möglich.

Oft ist es nicht ganz einfach für ein Paar, gemeinsam neue Wege zu beschreiten, wenn veränderte Lebenssituationen, wie die oben beschriebene Kinderphase oder gesundheitliche Beeinträchtigungen usw., auch die Sexualität verändern. Aus Scham findet dann oft ein Rückzug statt. Dazu das Beispiel eines Paares im mittleren Alter: «Mein Mann hatte vor zwei Jahren eine grosse Prostata-Krebs-Operation. Glücklicherweise ist er jetzt wieder gesund. Letztes Jahr waren wir sexuell zweimal zusammen, und er sagte mir, er spüre auch etwas. Nur, seither herrscht Funkstille. Keine Berührungen, keine Gespräche, kein Interesse, keine Emotionen. Ich komme mir abgeschrieben vor, wertlos, allein gelassen. Ich suche immer wieder das Gespräch mit ihm, kämpfe um ihn. Und für das Sexuelle gäbe es Hilfsmittel wie Spritzen, Viagra etc., und er könnte sogar einen Orgasmus erleben, einfach auf eine andere Art. Aber Spritzen will er nicht, und Viagra hat er Angst zu nehmen.»

Was sie schildert, berührt mich. Ob wohl auch ihr Mann von ihr gehört hat, wie sie fühlt? Weiss er, dass sie sich abgeschrieben, wertlos, allein gelassen vorkommt? Weiss er, wie sehr sie sich Zärtlichkeit wünscht, Anteilnahme, eine Gefühlsäusserung?

Öffnung im Gespräch geschieht am ehesten, wenn man von sich selber, vom eigenen Empfinden usw. redet und gar nicht so sehr in den anderen eindringen will oder gar mit versteckten Vorwürfen kommt.

Wenn der Mann von seiner Frau weiss, wo sie steht, fällt es ihm wahrscheinlich auch leichter zu schildern, was in ihm vorgeht. Vielleicht fühlt er sich nicht mehr als Mann, wenn Geschlechtsverkehr nur noch mit Hilfsmitteln möglich ist und die Ejakulation nicht mehr nach aussen tritt, sondern in die Blase. Vielleicht schämt er sich derart, dass er sich ihr nicht mehr zumuten will, sich nicht mehr annähern kann. Eine Möglichkeit, um aus diesem Teufelskreis herauszukommen, wäre es, bewusst Abschied zu nehmen von den Bildern, was ein Mann sein und können muss, um als Mann zu gelten. Die sexuelle Potenz ist nur ein Teil des Mannseins. Zusammen alle anderen Aspekte wie Zärtlichkeit, Sinnlichkeit, Anteilnahme, Ehrlichkeit entdecken; auch das sind männliche Qualitäten.

Dieses Paar müsste den bewussten Entscheid fällen, die Beziehung wieder aufzunehmen. Bewusst wieder Gemeinsamkeiten zu erleben und auszutauschen, intensive Gespräche zu führen, wieder zärtlich und erotisch zu sein, auch wenn es dabei nicht zum Geschlechtsverkehr kommt. Erinnern Sie sich? Auch die Sexualität des mittleren Kreises ist Sexualität. Nach einer Zeit der Wiederannäherung ist vielleicht auch ein gemeinsamer Besuch beim Urologen möglich, der kennt Hilfsmittel, die dem Mann vielleicht weniger suspekt sind als Spritze und Pille.

## Sich wieder nahe sein

In jeder Liebesbeziehung gibt es Phasen, in denen man einander sehr nahe ist, und Phasen, wo man kaum mehr weiss: Was verbindet uns denn eigentlich? Das sind die Phasen, wo man sich aus dem Herzen verloren hat, wo man sich innerlich voneinander entfernt. Meist findet dann auch die wirkliche körperliche Nähe nicht mehr statt oder dann diese als leidenschaftlich betitelten Sexualakte, die eigentlich nichts anderes als Verzweiflung signalisieren. «Spürst du mich?», erinnern Sie sich?

«Wir haben uns auseinandergelebt», heisst es dann. Ein Satz, der in der Presse jeden Tag mindestens einmal zu lesen ist. Ein Satz, der auch bei Scheidungen vor Gericht als Begründung reicht. Kein Wunder, glauben wir dieses Uns-Auseinanderleben. Ist ja normal, passiert fast allen. Ich bin überzeugt davon: Genau dann wird es spannend dranzubleiben. Dieses «Wir haben uns auseinandergelebt» ist für mich buchstäblich ein fauler Spruch. Faul insofern, als es jetzt ernsthaft gälte, etwas dafür zu tun, statt dieses Sichauseinanderleben einfach als normale Abnutzungserscheinung hinzunehmen, um dann in immer neuen Liebesbeziehungen nach einer gewissen Zeit wieder dasselbe zu erleben.

Am Anfang steht wie gesagt der bewusste Entscheid: Ja, ich will mit dir! Wenn dieser Entscheid nicht gefällt wird, werden alle Wiederannäherungen halbherzig bleiben. Dann ist es wohl besser, sich zu trennen. Bei Ambivalenz kann die Einschätzung der Beziehung helfen, einen Entschluss zu fassen: Entweder ist die Beziehung zu gut, um sie aufzugeben, oder zu schlecht, um sie aufrechtzuerhalten. So wird blockierte Energie frei für eine faire Trennung oder für die Neugestaltung.

Wenn die beiden miteinander wollen, dann sind die effektiven Zwiegespräche ein wunderbares Werkzeug, eben um sich wieder erkennen zu können. Wer bist du, wer bin ich? Jetzt. Also die Sexualität des äusseren Kreises. Sie hat offenbar nicht oder nicht mehr stattgefunden, sonst wäre es nicht zu diesem Sichauseinanderleben gekommen. Halten Sie die Reihenfolge der Kreise bzw. der sexuellen Bereiche ein! Es ist jetzt wichtig, dass Sie sich Zeit lassen, um Ihrem Eigenen auf die Spur zu kommen. Ihren Mustern, Ihren Bedürfnissen, Ihrer ureigenen Sexualität.

Es funktioniert nur selten, wenn Sie sich im Bett «versöhnen». Obwohl es immer wieder heisst, der «Versöhnungssex» sei der beste. Warum wird das so empfunden? Vielleicht weil er getragen ist von Emotionen? Vielleicht weil er von aussen gesehen am ehesten so daherkommt, wie im Kino leidenschaftlicher Sex gezeigt wird?

Der nächste Schritt, nachdem die beiden sich im Gespräch wieder nahegekommen sind, ist der Schritt in den mittleren Bereich der Sexualität. Sie erinnern sich: Alles Zärtliche, Schmusige, Liebevolle, Kuschelige, Berührende, kurz die sexuell absichtslose Berührung, Berührung, ohne damit ein bestimmtes Ziel erreichen zu wollen.

Ich habe im ersten Kapitel die ziellose Selbstberührung vorgestellt, jetzt geht es darum, dass Sie als Paar sich gegenseitig, ohne eine Absicht zu verfolgen, berühren. Das heisst, Sie werden Ihr Gegenüber berühren, ohne etwas Bestimmtes erzielen zu wollen, ohne es erregen zu wollen, ohne bestimmte Reaktionen auslösen zu wollen. Und als Empfangende heisst das, Sie werden Berührungen entgegennehmen und gar nichts anderes tun, als so präsent wie möglich bei diesen Berührungen und den körperlichen und gefühlsmässigen Empfindungen zu sein. Sie werden sehen, das ist gar nicht so einfach, denn wir sind es meist nicht gewohnt, einfach zu berühren und berührt zu werden.

Um die absichtslose Art der Berührung kennenzulernen, eignet sich eine intuitive sinnliche Massage. Dabei müssen Sie weder bestimmte Griffe noch Techniken kennen und anwenden, sondern einfach so präsent wie möglich bei Ihrem Gegenüber sein.

Natürlich ist das folgende Experiment nicht nur für Paare gedacht, die einander wieder nahekommen möchten. Sie ist auch ein schöner und achtsamer Weg bei einer neuen Beziehung, um in den mittleren Bereich der Sexualität einzutreten und um herauszufinden, ob ich mich auch körperlich auf den anderen Menschen einlassen kann und will. Aber auch für langjährige zufriedene Paare oder für Freunde und Freundinnen kann es eine wunderbare Art sein, um einander zu verwöhnen. Warum glauben Sie wohl boomt der Wellnessbereich mit Massagen und anderen körperlich-sinnlichen Anwendungen derart? Weil wir Berührung brauchen – genauso wie wir Essen brauchen – und weil sie in unserem Alltag viel zu kurz kommt. Sie können sich also auch als Liebespaar oder unter Freundinnen wohltun, statt ins teure Wellnesswochenende zu fahren.

• **Experiment:** Fast zu schön, um wahr zu sein – **sinnliche Paarmassage ohne sexuelle Absicht**

Erwarten Sie an dieser Stelle weder eine genaue Anleitung noch einen Ablauf für eine Massage, sondern eher ein paar Hinweise. Denn das Wie werden Sie miteinander gemeinsam entdecken.

Überlegen Sie sich gemeinsam, in welchem Zimmer Sie genügend Platz für eine Massage finden und ob Sie auf dem Bett oder am Boden massieren möchten. Das Bett ist oft zu weich, aber gerade wenn einmal nur wenig Zeit ist, geht das auch.

Überlegen Sie, wie Sie den Raum allenfalls gestalten und schmücken möchten, denn eine aufgeräumte, saubere Umgebung trägt zum Entspannen bei. Und wenn dann noch sinnlich Anregendes wie Musik, schönes Licht und Düfte mitspielen, wird diese

Massage erst recht zu etwas Speziellem. Achten Sie auch darauf, dass der Raum während der Massage sehr gut geheizt ist, denn zähneklappernd ist nicht gut entspannen.

Wenn Sie einander mit Öl massieren wollen, benutzen Sie als Unterlage ein Laken oder ein grosses Frotteetuch, das Sie in Zukunft nur dafür verwenden wollen. Textilien, die mit Öl in Berührung kommen, beginnen mit der Zeit ranzig zu riechen, da Öl nicht wasserlöslich ist. Legen Sie auch ein Tuch oder eine Decke zum Zudecken bereit.

Als Öl können Sie ein gutes Salatöl, dem Sie einige Tropfen eines ätherischen Öles beimischen, genauso verwenden wie ein fertiges Massageöl aus der Drogerie. Aber Sie können auch eine Massagecreme oder reichhaltige Körpermilch verwenden oder natürlich auch ganz ohne Zusatz massieren.

Die Haut ist unser grösstes Sinnesorgan, und es kann sehr angenehm, überraschend und spannend sein, mit verschiedenen Materialien berührt zu werden. Weiche Bürstenstriche fühlen sich anders an als ein Abrubbeln mit einem Waschhandschuh oder das sanfte Streichen mit einem Fell oder einer Feder. Auch Kälte-/Wärmeunterschiede oder Variationen in Druck und Rhythmus geben wieder neue Empfindungen.

Diese Massage ist ja eventuell der Anlass, bei dem Sie sich nach langer Zeit der körperlichen Ferne wieder etwas näher kommen, bei dem Sie berühren und berührt werden oder einander nackt sehen. Nur schon das kann etwas viel aufs Mal sein. Gehen Sie also lieber in langsamen Schritten vor. Vielleicht möchten Sie nicht ganz nackt sein, weil Sie erst wieder Vertrauen und Sicherheit im körperlichen Umgang miteinander schöpfen wollen. Vielleicht wollen Sie nicht überall berührt werden. Hören Sie unbedingt auf solche Empfindungen, und teilen Sie sich mit. Wenn Sie sich gleich bei der ersten Annäherung übergehen, werden Sie sich nicht wirklich öffnen können.

Ich empfehle auch, dass die gebende Person nie ganz nackt ist, dass sie vielleicht ihr Genital mit einer Unterhose oder einem schönen Tuch verhüllt. Aus dem einfachen Grund, dass diese Massage wie eine kleine Oase bewahrt werden kann für Zeiten, wo Körperliches eher schwierig ist. Es kann gut sein, dass die Massage Lust auf mehr weckt. Das darf natürlich sein, nur steigen Sie ganz bewusst miteinander aus der Massage aus, bevor Sie gemeinsam in etwas Neues einsteigen. Sonst besteht die Gefahr, dass die Massage irgendwann nur noch als «Vorspiel» dient und ihren Oasencharakter verliert.

Natürlich können Sie sich zur Abwechslung auch mit einer mehr erotisch geprägten Massage verwöhnen, die dann nicht so ganz absichtslos ist und bei der Sie auch gezielt Ihre Reize einsetzen. Seien Sie sich einfach bewusst, das sind zwei unterschiedliche Arten der Massage.

Als Einstieg setzen Sie sich für einen Moment hin und besprechen miteinander, was für Wünsche und Bedürfnisse, was für Befürchtungen und allenfalls Erwartungen da sind usw. Vielleicht geben Sie Ihrem Partner auch ganz explizit die Erlaubnis, Sie berühren zu dürfen. Äussern Sie Ihr Vertrauen. Oder vielleicht möchten Sie Ihrer Partnerin auch ganz konkret ein paar gute Wünsche für die Massage mitgeben und versuchen, das zu formulieren. Lassen Sie schon beim Einstieg Ihre Fantasie walten, und lassen Sie sich auch vom Moment leiten.

Zur Berührung: Wenn Sie eine Massage geben, schauen Sie zuerst für sich. Schauen Sie, dass es Ihnen wohl und bequem ist und dass Sie gut und tief atmen. Erst dann wenden Sie sich Ihrem Liebsten oder Ihrer Liebsten zu. Nehmen Sie für einen Moment den Atemrhythmus des Gegenübers auf, schauen Sie es liebevoll an, und legen Sie dann ganz bewusst und behutsam Ihre Hand auf diesen schönen Körper. Für den weiteren Verlauf lassen Sie sich leiten, von dem, was Sie spüren, wo es Ihre Hände hinzieht und was Ihnen Ihr Gegenüber allenfalls sagt. Wichtig ist, dass Sie so präsent, wie Sie nur können, dabei sind, dass Sie also weder aus dem Fenster schauen noch an der Einkaufsliste herumhirnen.

Nach der Massage mögen Sie vielleicht noch einen Moment miteinander liegen und das Erlebte ausklingen lassen.

**Reflexion:** Wenn eine Berührung nicht so angenehm war, fiel es Ihnen leicht, das zu sagen, oder haben Sie sich zurückgehalten, aus Angst, dass Ihr Partner sie sonst nie wieder massieren wird? Wenn Sie unsicher waren, ob Ihr Gegenüber es so angenehm findet, konnten Sie sich dazu überwinden zu fragen? Haben Sie sich getraut, einen Wunsch zu äussern? Konnten Sie sich entspannen und den berührenden Händen hingeben? Welche Gedanken gingen durch Ihren Kopf? Waren Sie in Ihrem Körper präsent? Gibt es Körperstellen, wo Berührung heikel ist? Werden Sie lieber massiert, oder massieren Sie lieber?

Manchmal passiert bei einer solchen Massage genau dasselbe wie im Alltag: «Du drückst zu stark, du machst es nicht richtig, du bist nicht wirklich dabei, mach nun genau das und das, du kannst dich ja gar nicht entspannen, du geniesst es ja gar nicht … »

Denken Sie an das Zwiegespräch und wie Sie Ihre Wahrnehmungen und Empfindungen auch noch formulieren könnten.

Bei den diversen klassischen und therapeutischen Massagen wird der Genitalbereich verhüllt und natürlich auch nicht berührt. Mit meiner Art zu berühren möchte ich jedoch spürbar und erfahrbar machen, dass alles, was zum Körper gehört, richtig ist und sein darf. Auch die Genitalien. Und zwar geschieht das auf eine segnende und sexuell absichtslose Art. Natürlich nur, wenn jemand das auch empfangen kann und möchte. Das ist ein Angebot und kein Zwang zur Enthüllung.

Im Genitalbereich kennen wir, wie im zweiten Kapitel erwähnt, meist nur gezielte Berührung: Stimulierung zur Erregung und zum Auslösen eines Orgasmus, medizinische Eingriffe und Untersuche oder Körperpflege. Das nächste Experiment wird Sie nun in eine ganz andere Welt einführen, vielleicht gar auf unbekanntes Terrain. So wie Sie im vorherigen Experiment den ganzen Körper des Liebsten ohne eine sexuelle Absicht berührt haben, werden Sie nun den Genitalbereich Ihrer Liebsten genauso, ohne stimulieren und erregen zu wollen, berühren. Ich finde es eine ganz wunderbare Art, dem eigenen Erleben und Empfinden, aber auch dem sexuellen Verhalten und sexuellen Mustern auf die Spur zu kommen. Denn wenn Sie bis anhin nur Berührung, die etwas erzielen will, kennen, werden Sie wohl meist auch auf eine bestimmte Art auf diese Berührung reagiert haben. Vielleicht so, wie Sie dachten, dass Sie darauf reagieren müssten?

• **Experiment:** Terra incognita – **Genitalmassage ohne sexuelle Absicht**

Auch jetzt werde ich Ihnen keine genaue Anleitung für die Massage geben. Sie werden sich erneut vom Moment und der Freude an der sinnlichen Berührung leiten lassen. Sie können dieses Experiment an eine Ganzkörpermassage anhängen oder auch losgelöst davon machen. Sie treffen die gleichen Vorbereitungen wie oben und besprechen auch jetzt wieder Erwartungen und Befürchtungen usw. Für die Genitalmassage benötigen Sie entweder ein reines Pflanzenöl ohne Duftzusätze oder ein gutes Gleitmittel.

Bei der Genitalmassage ist es noch wichtiger, eine gute Sitzposition zu finden, in der Sie es sicher eine halbe Stunde lang aushalten, denn Positionswechsel wirken störend. Probieren Sie das mal «trocken» aus, so dass Sie, wenn Sie das Experiment durchführen möchten, nicht noch lange Kissen suchen und Positionen ausprobieren müssen.

Eine mögliche Sitzhaltung ist, dass Sie sich zwischen die Beine Ihres Gegenübers auf ein hartes Kissen setzen. Das Gegenüber legt seine Beine über Ihre Beine. Für Frauen ist es oft angenehm, wenn ihr Intimbereich in dieser Phase noch zugedeckt ist. Wenn Sie dann gut sitzen, können Sie Ihre Partnerin liebevoll fragen, ob Sie jetzt das Tuch wegnehmen dürfen, ob sie bereit ist, ihr verstecktes Gesicht zu zeigen.

Legen Sie zuerst eine Hand auf das Genital und die andere auf das Brustbein. Denken Sie an die beiden Pole: Der Mann ist im Genital gebend und im Herz empfangend, bei der Frau ist es umgekehrt. Überlegen Sie sich, was das für die Massage heissen könnte. Wo liegt das grössere Verletzungspotenzial? Verweilen Sie eine Zeit lang so, nehmen Sie den Atemrhythmus der Liegenden auf, und schauen Sie sich auch in die Augen. Manchmal reicht das schon fürs Erste. Es kann überwältigend sein, mit solcher Behutsamkeit und Stille im Genitalbereich gehalten zu werden. Dann bleiben Sie einfach noch einen Moment so in dieser Verbindung, halten die Tränen des Gegenübers aus, indem Sie tief in den Bauch hinein atmen und Ihr eigenes Herz wahrnehmen. Sie müssen gar nichts tun, nur hier sein. Dann schliessen Sie das Experiment für heute ab.

Wenn es gut ist weiterzugehen, ölen Sie zuerst den ganzen Bereich liebevoll ein und beginnen dann ganz sanft und langsam zu berühren, so wie wenn Sie das Genital zeichnen möchten. Jedes Fältchen, jedes Äderchen. Wichtig ist, dass Sie eine Berührung ganz oft wiederholen, bevor Sie eine andere tun. Denn nur so kann der Körper die überhaupt aufnehmen und einordnen. Bleiben Sie während dieser Massage in verbalem Kontakt. Fragen Sie: «Was fühlst du? Wie ist das?» Sagen Sie Ihrer Partnerin auch: «Du darfst ruhig viel stärker drücken und mich mit beiden Händen berühren», oder Ihrem Partner: «Bitte viel viel sanfter und nur mit der Fingerspitze.»

Als Mann werden Sie Ihre Partnerin nach einer Zeit der äusseren Massage fragen, ob sie bereit ist, Ihren Finger in sich aufzunehmen. Oft ist das zu viel und erst an einem anderen Tag oder gar nicht möglich. Wenn sie bereit ist, dann dringen Sie nicht aktiv ein, sondern warten, bis die Frau Sie wirklich einlässt. Sie werden es spüren, wie sich das Gewebe öffnet und weich wird und manchmal den Finger regelrecht einsaugt. Forcieren Sie nichts, denn das kennt jede Frau schon. Jetzt soll sie eine ganz neue Erfahrung machen können. Seien Sie sich bewusst, dass Sie jetzt sozusagen heiliges Gebiet betreten. Auf diesem Weg sind Sie zur Welt gekommen. Seien Sie sich auch bewusst, dass Sie Frauenraum betreten. Hier ist die Frau Gastgeberin und bestimmt, was geschehen soll. Und seien Sie sich bewusst, dass Sie sehr oft verletztes Gebiet betreten.

Auch im Innenbereich des weiblichen Genitales gibt es viel zu zeichnen: Verschiedenartiges Gewebe, Windungen, Hautfalten, der Gebärmutterhals ganz tief im Inneren. Orte, wo Puls spürbar ist, die hart sind oder sich heiss anfühlen. Bleiben Sie Forschende, und bleiben Sie in verbalem Kontakt. Atmen Sie. Und vor allem: Halten Sie aus, was allenfalls auftaucht an Gefühlen und Empfindungen. Wenn Sie Schmerz spüren, versuchen Sie auch diesen für einen Moment auszuhalten. Bleiben Sie jedoch ganz präsent bei diesem Schmerz. Atmen Sie dort hin, sagen Ihrem Gegenüber auch: «Bitte bleib jetzt ganz ruhig auf dieser Stelle», und Sie versuchen, sich Ihr Gewebe vorzustellen und wie es sich neugierig diesem Finger entgegendehnt. Nicht der Finger tut etwas, sondern Sie. Und manchmal löst sich Schmerz einfach in nichts auf. Aber oft geschieht das natürlich nicht beim ersten Mal. Es ist wichtig, dass Sie mit der Zeit wissen, wie Sie Ihr Gewebe entspannen und ausdehnen können. Wenn der Schmerz zu stark ist, forcieren Sie nichts.

Bleiben Sie beim Empfinden, und geben Sie beispielsweise nicht der Versuchung nach, sich zu winden und zu stöhnen, wenn dieser Impuls Gewohnheit ist, wenn Ihr Partner Sie genital berührt. Atmen Sie vielmehr tief und ruhig und bis ins Becken hinein. Vielleicht legen Sie auch Ihre Hände auf Ihre Brüste, das gibt Ihnen Halt in sich selber. Denken Sie dran, der Schlüssel zur wahren Empfindung liegt in der Stille und in der Präsenz.

Als Frau lassen Sie sich von einem weichen Penis nicht dazu verleiten, ihn hart machen zu wollen. Umgekehrt lassen Sie sich von einer Erektion weder abschrecken noch dazu verleiten, den Mann jetzt zu masturbieren. Auch er soll ja eine ganz neue Erfahrung machen können. Und er wird Ihnen sagen, wann allenfalls ein kritischer Moment da ist und Sie mit Berühren innehalten sollen. Folgen Sie allen Impulsen der Berührung, und probieren Sie spielerisch aus. Drücken, Rollen, Streichen, Schütteln. Und fragen Sie, wenn Sie unsicher sind.

Denken Sie immer wieder daran, dass diese Massage einzig dazu dient, dem Gegenüber die Möglichkeit zu geben, sich zu spüren und die Genitalien vielleicht viel feiner wahrnehmen zu lernen. Natürlich kann es hie und da vorkommen, dass Sie trotz aller Absichtslosigkeit einen Orgasmus erleben. Dann geniessen Sie ihn!

Als Abschluss ist es wichtig, dem Körper auch wieder Zeit zu geben, sich sozusagen abzuregen. Für den Mann kann sich der Abschluss so gestalten, dass Sie die Hand auf seinen Penis legen und mit der anderen eine Zeit lang ganz lange und langsame Striche über seinen ganzen Körper machen.

Für die Frau ist es wichtig, dass sie ihren Frauenraum genauso bewusst wieder verschliesst, wie sie ihn für Ihren Finger geöffnet hat. Sie können sie dabei unterstützen, indem Sie ihre Venusblättchen schliessen und dann Ihre ganze Hand auf die Vulva legen und sie verbal dazu ermutigen, in ihrer Vorstellung die Muschel jetzt wieder zu versiegeln.

**Reflexion:** Wie geht es Ihnen? Was war neu am Erleben? Ist es Ihnen leichtgefallen, nicht in gewohnte Verhaltensmuster zu geraten? Wie fühlt sich der Intimbereich jetzt gerade an? Was haben Sie gespürt? Haben Sie Gedanken oder Gefühle wahrgenommen? Konnten Sie sich gut vom Moment leiten lassen, oder war die Versuchung, stimulierend zu berühren, da? Wie hat das Genital des Gegenübers auf Sie gewirkt? Wie war es, sich zu zeigen? Sind Sie in gewohnte Verhaltensmuster eingestiegen, die nicht ganz dem Erleben angepasst waren? Haben Sie sich getraut, ehrlich zu sein, oder haben Sie geduldet? Können Sie sich vorstellen, dieses Experiment hie und da zu wiederholen?

Ich weiss aus eigener Erfahrung genauso wie vom Begleiten meiner Klientinnen und Klienten, dass obiges Experiment viel dazu beitragen kann, die Genitalien überhaupt wahrnehmen und in ihrer ganzen Empfindungsfähigkeit und auch Weisheit erfahren zu können.

## Sex ohne Lust

Im ersten Kapitel warf ich ja kurz die Frage auf: «Warum haben wir als Paar Genitalsexualität?» Es kann sehr spannend sein, wenn Sie sich als Paar hie und da darüber austauschen. Warum wollen wir auch auf diese Art zusammenkommen? Was wollen wir damit erzielen oder ausdrücken? Wollen wir etwas Bestimmtes erreichen? Geht es um die genitale Befriedigung? Möchten Sie dem Gegenüber damit etwas schenken? Möchten Sie die Kraft der Sexualität dazu nutzen, um auch in andere Räume einzutreten oder ein gemeinsames Projekt zu unterstützen? Oder geht es darum, einfach beieinander präsent zu sein? Wenn es etwas anderes ist als herkömmliche genitale Befriedigung, kann der Penis auch ohne Erektion oder mit einer schwachen Erektion in die Frau schlüpfen.

Normalerweise wird Sex gleichgesetzt mit Stimulierung, Erregung und Orgasmus. Das heisst, je mehr Spannung, desto besser. Aber mehr Spannung heisst auch mehr Anspannung und mehr Druck und mehr Machen und Tun, so dass das, was auch noch an Empfindungen vorhanden ist, gar nicht empfunden werden kann.
Dass Sex aber auch in vollständiger Entspannung stattfinden kann und man nicht selber agiert, sondern die Genitalien in ihrer eigenen Weisheit agieren lässt, ist für die meisten Menschen neu und unvorstellbar.

Ich weiss nicht, wie oft ich einfach so rein sexuelle Lust habe und ich sofort mit meinem Partner ins Bett möchte. Aber ich habe immer wieder Lust, bzw. ich will es so, dass ich mich einfach einlasse und schaue, was dabei entsteht. Es kann sein, dass wir beide Lust verspüren und ins Bett hüpfen, und dann ist die aber schon wieder verschwunden, denn Lust kann flüchtig sein. Darüber können wir lachen oder uns auch wundern, denn an einem anderen Tag kann sie aus heiter hellem Himmel einfach da sein. Lust kann also auch eigenwillig sein.

Oder es kann sein, dass mein Partner mich bittet, ihn noch einen Moment aufzunehmen, oder ich bitte ihn, noch einen Moment in mich zu schlüpfen, einfach weil ich auch die genitale Nähe spüren möchte. Das kann einfach so sein, oder daraus kann plötzlich Lust entstehen. Ich bin sicher, dass wir auf diese Art öfter in Lust sind, als wenn wir sozusagen aus der Ferne auf die Lust warten würden.

«Sex ohne Lust – ohne mich», werden Sie jetzt vielleicht denken. Das kann ich gut verstehen. Aber damit ist keinesfalls dieses

Hinhalten, Zulassen, Über-mich-ergehen-Lassen gemeint, welches wir Frauen nun definitiv nicht mehr leben sollten, sondern ganz bewusste Hingabe an den Moment und an meine Fähigkeit als Frau, den Mann aufnehmen und umschliessen zu können. Hingabe heisst nicht sich aufzugeben, sondern geschieht eben bewusst, ich entscheide mich dafür.

Das funktioniert natürlich nur, wenn ein Paar die sexuelle Ziellosigkeit, die Absichtslosigkeit entdeckt hat. Miteinander im Bett zu sein und keine Lust zu spüren kann unsicher machen. Genüge ich? Findet sie mich nicht mehr attraktiv? Begehrt er mich nicht mehr? Wenn ein Paar jedoch das Begehren des Herzens kennt, dann ist das Sicheinlassen möglich, und dann spielt es absolut keine Rolle, was daraus entsteht. Ein Streit, eine heisse Liebesnacht, ein Gespräch, ein kurzes Schmusen, alles darf sein, und genau das bringt auch immer wieder Überraschendes.

Erinnern Sie sich an das Experiment «Bewegungsloses Ineinanderverweilen» aus dem ersten Kapitel? Vielleicht ist jetzt der Moment, das auszuprobieren oder es zu wiederholen. Ich bin sicher, es wird Ihnen mit der Zeit neues Empfinden ermöglichen.

In diesem Zusammenhang schlage ich hier das nächste Experiment vor. Ich habe ja schon mehrmals kurz erwähnt, dass es auch möglich ist, dass die Frau den weichen Penis in sich aufnimmt bzw. dass der Mann auch ohne Erektion in die Frau eintaucht. Diana Richardson beschreibt in ihrem Buch «Zeit für Liebe» dieses Vorgehen. Ich möchte hier bewusst nicht von einer Praktik oder Technik sprechen, denn es kann viel mehr sein. Es kann mithelfen, die eingefahrenen Vorstellungen «Wie funktioniert richtiger Sex?» fahren zu lassen. Es kann dazu beitragen, den Genitalien zu grösserer Empfindsamkeit zu verhelfen. Es kann helfen, exakter über das momentane Empfinden und Erleben zu kommunizieren. Es kann erfahrbar machen, wie traumatisierte

Genitalien sich entspannen und heil werden können. Es kann erleichtern zu erfahren, dass eine genitale Vereinigung auch ohne Erektion möglich ist, und eben, dass es Lust im Sinne von sexueller Erregung dazu gar nicht braucht. Das alles kann mehr Gelassenheit und Entspannung ermöglichen, so dass sich der Penis in dieser Entspanntheit auch ganz unerwartet in der Vagina aufrichten oder die schlummernde Lust der Frau plötzlich erwachen kann.

Ich gehe nicht so weit wie Diana Richardson, dass nur diese Art der genitalen Vereinigung bzw. das bewegungslose Ineinandersein für die Frau überhaupt richtig wäre, aber ich bin mit ihr einig, dass es eine wunderbare Art und Weise ist, von Herzen im Genital verbunden zu sein.

Es ist beim nächsten Experiment besonders wichtig, dass Sie das nicht verbissen üben, sondern spielerisch und in aller Offenheit angehen. Denn Sie werden am Anfang mit Bestimmtheit nichts bis wenig empfinden, und ziemlich sicher wird es auch mehrere Anläufe brauchen, bis Sie sich ohne Erektion des Mannes genital vereinigen können.

Natürlich werden Sie vorgängig darüber reden, was Sie erwarten, was Sie befürchten usw. Sie werden sich zärtlich annähern und dann langsam zum Experiment übergehen. Es kann auch sein, dass sich, je nach Erregbarkeit des Mannes, eine Erektion einstellt und dieses Experiment nicht in Weichheit möglich ist. Dann versuchen Sie statt des gewohnten aktiven Eindringens doch einmal mit dem Penis einfach am Venuseingang zu verweilen, bis die Vagina (nicht die Frau) den Penis sozusagen einsaugt. Bleiben Sie dann in der bewegungslosen Vereinigung und nehmen einfach nur wahr. Vielleicht wird der Penis beim Warten auch langsam weich werden, dann gehen Sie zum Experiment über. Nehmen Sie nur wahr, was ist. Vielleicht langweilt es Sie, vielleicht haben Sie den Impuls, sich zu bewegen, dann können Sie ein paar ganz sanfte, langsame Bewegungen machen, oder die Frau kann den Penis mit ihrer Vaginalmuskulatur streicheln.

• **Experiment:** Einander aufnehmen – **weiche Penetration**

Die beste Stellung für dieses Experiment ist die «Scherenposition». Das heisst, die Frau liegt auf dem Rücken, der Mann neben ihr in Seitenlage. Das Bein der Frau, das näher beim Mann ist, legt sie über seine Hüfte, das andere zwischen seine Beine. (Die Beine sind dann ineinander verschränkt wie bei einer Schere.) Sie dreht den Oberkörper so weit vom Mann weg, dass die Genitalien ganz nahe sind. Vielleicht braucht's auch ein Kissen hinter den Rücken des Mannes oder unters Becken der Frau. Es soll bequem sein, und beide sollten sich gut entspannen können. Vor allem der Bauch der Frau muss entspannt sein, denn mit angespannter Bauchmuskulatur ist ein weiches Eindringen nicht möglich.

• Einführen: Die Vulva kann nun mit Gleitmittel gestreichelt werden. Auch der Penis kann mit wenig Öl gestreichelt werden. Wirklich nicht zu viel, sonst wird er zu flutschig zum weichen Einführen. Die Frau schiebt dann die Vorhaut des Penis zurück und hält ihn an der Wurzel zwischen Zeige- und Mittelfinger fest. Mit der anderen Hand hält sie ihn genauso unter dem Rand der Eichel. Mit diesem «Griff» bekommt der weiche Penis etwas Stabilität. Dann legt sich die Frau zurück und entspannt ihren Bauch und atmet tief in die Vagina hinein, und wenn sie und auch der Mann dann innerlich bereit sind, zieht sie den Penis zur Scheidenöffnung und führt die Eichel ein. Die Hand an der Peniswurzel bleibt. Dann greift sie mit der Hand, die unter der Eichel hält, weiter oben am Penis mit demselben Griff und schiebt ihn so wieder ein bisschen weiter in sich hinein. Sie greift immer ein bisschen nach und schiebt. Dabei kann sie ihn ruhig auch ein bisschen reinstupsen.

Wenn der Penis dann so weit eingeführt ist, wie es geht, lässt die Frau die Hände los, und beide rutschen mit den Becken möglichst nahe zusammen und umschlingen sich mit den Beinen. Umarmen sich, schauen sich an, atmen gemeinsam und erzählen einander, was sie jetzt gerade spüren und erleben. Erzählen Sie einander alles, was Ihnen gerade durch den Kopf geht, oder wenn Sie sich bei Bewertungen ertappen usw. Oder Sie lachen zusammen, weil Sie gar nichts spüren oder weil der Penis schon wieder rausgeflutscht ist oder weil es mit Einführen gar nicht sofort geklappt hat.

Wichtig ist: Erwarten Sie nichts, lassen Sie zu, was ist, und freuen Sie sich aneinander und der gemeinsamen Nähe, und lassen Sie sich nicht entmutigen, wenn es nicht auf Anhieb klappt!

Das Einführen braucht etwas Übung. Wenn's nicht funktioniert, bleiben Sie einfach in dieser Lage zusammen liegen, und schauen Sie sich an, und atmen Sie gemeinsam. Auch das gibt eine schöne Nähe und Verbindung. Denn so sind Sie beide entspannt, und die Genitalien sind nahe beieinander, was auch wie ein Vereinigtsein empfunden werden kann, wenn Sie präsent sind. Und in dieser Entspannung und in diesem Nichts-Erwarten- und -Tun-Wollen kann es gut sein, dass Penis und Vagina miteinander kommunizieren. Die beiden reagieren aufeinander. Die Vagina fühlt sich vielleicht plötzlich ganz lebendig und warm an, der entspannte Penis wird vielleicht plötzlich dynamisch in der Ausstrahlung. Wenn die Haltung der Vagina ist: «Ja, komm, du bist willkommen!», wird der Penis das wahrnehmen können, ob Sie nun genital vereinigt sind oder nicht und ob da nun eine Erektion ist oder nicht. Wenn der Penis freudig seine gebende Energie aussendet, wird die Vagina das wahrnehmen können. Aber dieses feine Zarte, mehr Energetische können wir nur in der Stille spüren. Und nur in der Stille wird sich uns das ganze sexuelle Potenzial eröffnen können, das, was weit über das heute verbreitete Bild der Sexualität hinausgeht, das, was das Herz berührt, das, was die Seele berührt, das, was zwei Menschen auf allen Ebenen miteinander verbindet, und ich würde sagen, das, wonach wir uns in der sexuellen Verbindung auch sehnen. Vielleicht gleichzusetzen mit der Rückkehr ins Paradies.

Und wir suchen und suchen dieses Paradies, von dem wir noch Ahnungen in uns tragen, mit immer neuen Partnerinnen und Partnern und neuen und verrückteren und noch absurderen sexuellen Praktiken und finden es nicht und suchen weiter und verletzen und entfernen uns immer mehr.

Stille und Entspannung sind die Schlüssel.

Es kann eine echte Herausforderung sein, diese weiche oder stille Penetration auszuhalten, auch wenn dabei noch nicht viel empfunden wird. Männer sagen oft, dass sie auch beim herkömmlichen Geschlechtsverkehr die Frau nicht gut spüren, weil ihre Vagina so weit sei. Oder sie spüren die Frau nicht mehr, wenn die Vagina sich in der Hingabe ganz öffnet und vor allem im tiefsten Teil ganz weit und weich wird. Halten Sie dann inne, statt dass Sie nun wie verrückt zustossen. Denn damit wird das Empfinden nur stumpfer, und der Penis verliert sich im Nichts, und die Vagina macht wieder zu. Und dass auch viele Frauen den Penis oft gar nicht spüren können, habe ich ja schon beschrieben. Während des Innehaltens kann erst einmal hingespürt werden, was denn in den Genitalien und im Herzen überhaupt los ist. Und manchmal ist es ganz erstaunlich, wie intensiv das Empfinden plötzlich wieder werden kann, obwohl noch Augenblicke vorher nichts mehr spürbar war. Sie können die Bewegung dann auch langsam wieder aufnehmen. Tun Sie jeden Stoss oder jede Bewegung ganz langsam und bewusst, und bleiben Sie mit Ihrer ganzen Aufmerksamkeit bei Ihren Genitalien.

## Weisheit der Genitalien

Dieser Titel und der Ausdruck, den ich jetzt schon ein paar Mal verwendet habe, mag Sie vielleicht etwas befremden. Auch das hat mit dem Bild, das wir von Sexualität haben, zu tun. «Sexualität beginnt im Kopf», heisst es. Das mag zu einem gewissen Grad oder bei der herkömmlichen Art der Sexualität auch so sein. Aber in diesem Buch geht es ja um eine andere Art der Sexualität, um Ihre ureigene, unerforschte, und die beginnt im Herzen. Und so kann es durchaus sein, dass Ihre Genitalien ganz andere Empfindungen hervorbringen, als Sie es wollen oder erwarten, und dass sie ganz anders und viel wahrhaftiger reagieren und agieren, als Sie es durch Ihr Verhalten tun. Umso wichtiger ist es, die Sprache der Genitalien verstehen zu lernen, denn sie können Ihnen einiges entschlüsseln.

Dazu ein Beispiel: Ein Paar im mittleren Alter, seit zehn Jahren zusammen, war gerade in einer Phase, in der es sich nicht so nahe war. Der Mann war derart mit persönlichen Dingen beschäftigt, dass er plötzlich nicht mehr wusste, ob er die Beziehung in der bisherigen Form überhaupt noch will. Die Frau fühlte sich verunsichert, war jedoch bereit, ihm den Raum zu geben, den er für sich braucht. Die beiden pflegten das Zwiegespräch und wussten, wo das Gegenüber steht und was es beschäftigt. Eines Abends, nach einem intensiven Gespräch, verspürten beide Lust auf Sex. Nachdem der Mann ganz langsam in die Frau eingeschlüpft war, hielten sie inne. Die Frau spürte plötzlich ganz tief in ihrer Vagina, dass sie sich nicht wirklich öffnen kann. «Es hockte eine Angst dort», beschrieb sie dieses Sich-nicht-öffnen-Können. Die Angst war nicht als Druck auf der Brust oder Kloss im Magen wahrnehmbar, sondern nur gerade dort, im allertiefsten Frauenraum, machte sie sich bemerkbar. «Es war eine alte Angst. Die Angst, verlassen zu werden.» Sie sprach es aus, sagte auch, dass sie sich auf einer tieferen Ebene jetzt nicht öffnen könne, weil sie Angst habe, dass es sie noch mehr verletzen könnte, falls er sie verlassen würde.

Der Mann schilderte sein Empfinden in dem Moment so, dass er plötzlich eine unerwartete Energie in seinem Penis wahrnahm und nichts anderes tat, als präsent zu bleiben. Er zog sich weder zurück, weil die Frau ja schliesslich Angst empfand, noch stiess er in das Verschlossene vor. Nein, er blieb. Und in dem Moment wusste er auch, dass er die Beziehung will und dass das, was ihn beschäftigt, mit ganz anderem zu tun hat. Das wiederum machte sich in der Vagina der Frau spürbar. Die Angst löste sich plötzlich auf. Der Frauenraum öffnete sich, und es wurde eine ganz tiefe, alle Ebenen umfassende Vereinigung möglich, in der beide gesehen waren.

Wenn die beiden die absichtslose Art der Sexualität nicht gekannt hätten, wäre es wohl zu einem herkömmlichen «Versöhnungssex» gekommen. Die tieferen Ebenen wären verborgen geblieben. Das, was die Genitalien erzählten, hätte nicht gehört werden können, und mit Bestimmtheit wäre ein diffuses Unbehagen zurückgeblieben. Das meine ich mit «Weisheit der Genitalien». Wenn wir lernen, auf sie zu hören, können sie uns Unbewusstes bewusst machen.

## Mann kommt zu kurz

Männer haben oft das Gefühl, sexuell zu kurz zu kommen. Ich meine damit nicht dieses: «Er will fünfmal die Woche, sie aber nur alle zwei Wochen mal.» Ich meine damit ein Zu-kurz-Kommen auf einer tieferen Ebene, denn der Mann kann dieses Gefühl genauso haben, wenn die Frau ihm zuliebe regelmässig mitmacht, wie auch, wenn die Frau sich von ihm zurückgezogen hat. Dieses Gefühl, zu kurz zu kommen, hat vor allem damit zu tun, dass viele Frauen Angst vor der fordernden genitalen Männlichkeit haben und so energetisch eher auf Abwehr sind statt in der Hingabe. Das ist meist eine unbewusste Reaktion und kommt auch vor, wenn eine Frau eigentlich gerne mit ihrem Mann schläft. Es scheint eine uralte Angst des Frauenunbewussten zu sein – denken Sie ans Kapitel «Frau» zurück. Aber durch diese Abwehr kann der Mann mit seinem Penis gar nie richtig geben, wie es seiner sexuellen Natur entsprechen würde. Er agiert sozusagen auf energetischer Sparflamme, weil er sich zurücknimmt.

Das heisst nun aber mit Sicherheit nicht, dass der Mann über seine Frau herfallen können müsste wie im Pornofilm, sondern es kann heissen, dass die Frau lernt, ganz bewusst und präsent ihren Körper dem Mann sozusagen darzubieten.

Welche Bilder tauchen bei Ihnen als Frau gerade auf, nachdem Sie diesen Satz gelesen haben? Nehmen Sie einen tiefen Atemzug und schauen Sie hin. Das Bild der Hure? Oder bekommen Sie es mit der Angst zu tun, dass Ihnen Gewalt angetan werden könnte? Oder dass Sie übergangen werden? Nehmen Sie einfach nur wahr.

Zurück zum Darbieten: Normalerweise geschieht das Gegenteil. Eine Frau, welche die Genitalität des Mannes nicht aushält, aus welchen Gründen auch immer, zieht sich auf einer tieferen Ebene zurück, auch sie agiert auf Sparflamme, geht mit ihrer Präsenz aus dem Körper hinaus, weil es ihr Angst macht, weil sie es nicht aushält. Das heisst, der Mann kann sie also nicht mehr wirklich erreichen. Es ist ein bisschen, wie wenn er traumatisiertes Gewebe berühren würde. Das ist wie tot. Wenn nun der Mann die zurückgezogene oder abgespaltene Frau berührt und penetriert, setzt er verzweifelt alles dran, sie sozusagen zum Leben zu erwecken, sie zu spüren und sich selber der Frau spürbar zu machen, und er wird dabei vielleicht auch grob und sehr heftig. Mit dem Resultat, dass die Frau sich noch mehr zurückzieht. Und mit Geniessen ist dann auch nichts, im Gegenteil. Durch dieses

Verzweifelt-Heftige ejakuliert der Mann oft auch recht schnell, so dass sich die Frau auch noch benutzt vorkommt. Also schon wieder ein Teufelskreis.

Das folgende Experiment kann diesen Teufelskreis etwas spürbar machen und auch eine Möglichkeit sein, ihn langsam zu durchbrechen. Sie haben im Rahmen dieses Buches nun ja schon einiges zusammen ausprobiert, haben auch gelernt, wahrhaftig über Ihr Empfinden und Ihre Gefühle zu reden, haben gelernt, dass es in der Sexualität nicht in erster Linie ums sexuelle Abreagieren geht, haben von der Absichtslosigkeit gehört, haben einander Wünsche erfüllt, haben die weiche und die stille Penetration kennengelernt und haben dadurch bestimmt auch das Vertrauen, das nächste Experiment zu wagen. Im Wissen, dass Sie es notfalls jederzeit abbrechen und darüber reden können.

Wenn Sie momentan in einer Paar-Phase sind, in der nur schon die Vorstellung einer körperlichen Annäherung Sie abschreckt, wird das Experiment jetzt nicht das Richtige sein. Pflegen Sie vielmehr das Zwiegespräch, und werden Sie sich auch klar darüber, ob Sie einander überhaupt wieder näher kommen möchten.

- **Experiment:** Nimm mich, ich bin dein – **den Körper darbieten**

Frau, beobachten Sie einmal, wie Sie sich fühlen, wenn der Mann mit einer fordernden Erektion vor Ihnen steht. Werden Sie vom Gefühl her eher eng oder eher weit? Also eher freudig oder eher ängstlich? Oder sind Sie hin- und hergerissen? Wo zeigt es sich im Körper? Mögen Sie sich an den Satz aus dem ersten Kapitel erinnern: «Was wäre, wenn Frauen den Penis ihres Mannes als ausgestreckte Hand erkennen könnten?» Was geschieht, wenn Sie Ihren Mann solcherart betrachten? Sein Penis ist eine ausgestreckte Hand, die Sie erreichen möchte. Und wenn Sie an den Energiekreislauf denken, kann es gar nicht anders sein, als dass er das mit dem Penis zeigt. Wenn Sie dann diese «Hand» ergreifen, wird es sein Herz berühren.

Wenn Sie sich bewusst sind, was in Ihrem Inneren vorgeht, können Sie jetzt auch ganz bewusst ein neues Verhalten ausprobieren: Sie überlassen Ihren Körper für einmal ganz bewusst den Impulsen des Mannes. Einzige Einschränkung: Es darf nicht weh tun.

Und ganz wichtig: Bleiben Sie absolut präsent in Ihrem Körper. Wenn er Sie küsst, bleiben Sie mit Ihrer ganzen Aufmerksamkeit bei Ihren Lippen, Ihrer Zunge, Ihrer Mundhöhle. Wenn er Ihre Hüften packt und Sie umdreht, bleiben Sie präsent. Wenn er Ihre Brüste berührt, bleiben Sie mit Ihrer ganzen Aufmerksamkeit in Ihren Brüsten. Nehmen Sie jede Berührung in Ihre Brüste auf, bleiben Sie ganz auf Empfang, und wenn Sie merken, dass Sie abschweifen, holen Sie sich zurück. Ausser wie gesagt, wenn es weh tut, dann zeigen Sie Ihrem Mann, wie er Sie auch noch berühren könnte. Wenn Sie nicht oder nicht mehr präsent sein können, dann beenden Sie das Experiment für heute. Denn das ist absolute Voraussetzung, sonst übergehen Sie sich.

Und Mann, wie ist es für Sie, so fordernd vor Ihrer Partnerin zu stehen und all Ihren Impulsen folgen zu können? Getrauen Sie sich, oder halten Sie sich zurück? Ertappen Sie sich beim Zensurieren? Fühlen Sie sich als Wüstling, wenn Sie Ihren Impulsen folgen?

Wie ist es für Sie, Frau, wenn er nun vielleicht mit seinen Beinen fordernd Ihre Beine auseinanderdrückt? Und wenn sein Penis pulsierend an Ihre Venus klopft?
Vereinbaren Sie vorgängig, ob er auch einem allfälligen Impuls, in Ihre Muschel einzudringen, folgen darf. Vereinbaren Sie auch das Wie.

Es macht durchaus Sinn, das wegzulassen. Teilen Sie einander Ihr Erleben und Empfinden mit, so wie Sie es im Zwiegespräch gelernt haben.

Möglicherweise löst dieses Experiment in Ihnen Unbehagen und Widerstände aus. Nehmen Sie die wahr, aber versuchen Sie dranzubleiben. Denn in der Regel wird mit der Zeit etwas Überraschendes geschehen:

Wenn Sie ganz präsent in Ihrem Körper bleiben, wird der Mann Sie auch besser wahrnehmen und spüren können.

Es ist auch bei diesem Experiment wieder wie im Zwiegespräch: Mitgefühl entsteht, wenn Sie sich zeigen. Ein Mann wird also einfühlsamer und geduldiger werden, wenn Sie spürbar sind. Und weil er auch wirklich geben darf, ist er bereit, auch Sie zu sehen.

Sie sind mit der Zeit bereit, ihn auch ohne Erregung einfach in ihren Schoss aufzunehmen, weil Sie wissen, dass er nicht zu Ihnen kommt, um sich an Ihnen abzureagieren, sondern um Sie wahrnehmen und spüren zu können und mit Ihnen verbunden zu sein. Auch in Ihnen wird der Wunsch nach dieser Vereinigung zunehmen, weil Sie wissen, dass Sie alle Zeit haben, die Sie brauchen, um wahrnehmen und entspannen zu können.

Bei sich selber zu bleiben statt beim Gegenüber trägt dazu bei, wahrhaftig zu werden, statt in Bildern und Mustern verstrickt zu bleiben. Und wenn solcherart aufgeschlüsselt ist, was bis jetzt verworren war, kann auch wieder zusammenkommen, was zusammengehört.

So wird immer mehr das Herz oder Ihre Liebe oder eben das herzhafte Begehren Antrieb für gemeinsame Sexualität sein, so dass Ihr ganzes Wesen berührt und genährt ist.

## Aussicht

Willkommen, Frau, willkommen, Mann! Wenn Sie bis hierher gelesen haben, waren Sie auf einer langen Reise. Der Reise näher zu sich und Ihrer ureigenen Sexualität. Unterwegs ist Ihnen einiges begegnet, so wie es das Reisen mit sich bringt. Sie haben gelernt, sich selber und Ihr Erleben und Empfinden als Ihres und damit als für Sie richtiges zu erkennen. Sie haben gelernt, Verantwortung für Ihre Belange zu übernehmen und diese nicht weiterhin auf Ihr Gegenüber zu stülpen. Sie haben erkannt, dass Sie viel mehr Facetten haben, als Sie bis anhin dachten, auch solche, die Sie nicht so mögen. Sie haben gemerkt, dass Sie sich mit all dem auch zeigen dürfen und nur dadurch überhaupt gesehen werden können. Sie haben erfahren, dass es auch eine ganz andere, eine entspannte Art der Sexualität gibt und dass Ihre Genitalien eine eigene Weisheit in sich bergen. Sie haben verschiedene – teilweise vielleicht neue – Sichtweisen erlebt, die Ihnen dabei helfen werden, wahrzunehmen und weiterzuforschen, mit welcher Art der Sexualität Sie sich wohl, genährt und berührt fühlen.

Und es ist Ihnen bewusst geworden: In unserer Sexualität spiegelt sich die Schöpferkraft Gottes. Sie ist unsere Lebensenergie. Wir dürfen sie leben und pflegen als körperlich erlebte Sexualität. Wir dürfen sie aber auch umwandeln in Geistiges, diese Energie für andere Ebenen des Seins nutzen. Nur, damit das gelingen kann, ist es zuerst notwendig, sie als das anzuerkennen, was sie ist, anstatt sie zu verdrängen oder zu missbrauchen.

So wünsche ich an dieser Stelle von ganzem Herzen, dass Ihre Forschungen immer wieder eine Sexualität ermöglichen, die Ihren Körper, Ihre Seele und Ihren Geist in gleichem Masse nährt wie befriedigt und die Sie als ganzen Menschen mit all Ihren Facetten, Ihrer Geschichte, Ihrem Schicksal, Ihrer Befindlichkeit berührt. Denn eines ist sicher: Wir alle sind sexuelle Wesen – von der Zeugung bis zum Tod – und als solche befähigt und befugt, Sexualität zu leben.

## Quellen


- Chia Mantak, Tao Yoga der Liebe, Ansata, ISBN 3-7787-7026-8
- Ensler Eve, Vagina-Monologe, Nautilus, ISBN: 3-89401-345-1
- Haeberle Erwin J., Die Sexualität des Menschen, Nikol Verlagsgesellschaft, ISBN 3-933203-22-8
- Hüther Gerald, Biologie der Angst, Sammlung Vandenhoek, ISBN 3-525-01439-2
- Osho, diverse Bücher im Arkana by GoldmannVerlag. www.goldmann-verlag.de
- Raaflaub Walter, Tote Hose, Wörterseh, ISBN 978-3-9523213-2-4
- Richardson Diana, Zeit für Liebe, Edition Innenwelt, ISBN 3-933556-06-6
- Alice Schwarzer, Die Antwort, KiWi, ISBN 978-3-462-03773-9
- Seleger/Krucker/Keller, Die versteckte Kraft im Mann, BeBo Verlag, ISBN 3-033-00352-4
- Sporken Paul, Geistige Behinderung und Sexualität, 1974 Düsseldorf
- Sundahl Deborah, Weibliche Ejakulation und der G-Punkt, Hans-Nietsch-Verlag, ISBN 3-934647-95-2


## Links

- Zwiegespräch: www.dyalog.de
- 5 Rhythmen: www.ecstatic-dance.de
- Atemtherapie: www.erfahrbarer-atem.de

## Ergänzendes


- Brandon Bays, The Journey, Ullstein, ISBN: 978-3-548-74091-1
- Mariana Caplan, Berühren heisst leben, Vianova, ISBN: 3-86616-007-0

• David Deida, Der Weg des wahren Mannes, Kamphausen, ISBN: 978-3-89901-089-3
• Claudia Haarmann, Unten rum, die Scham ist nicht vorbei, Innenwelt, ISBN: 3-936360-15-4
• QLB 1-3 Meditations-CDs, www.clarityproject.de (regelmässig über einen längeren Zeitabschnitt hinweg angewandt, unterstützen sie den persönlichen Wachstumsprozess in nachhaltiger Weise)

## Über die Autorin

Mein beruflicher Weg hat mich unter anderem von der Spitex (Spitalexterne Haus- und Krankenpflege) über die Theaterbühne bis zum Journalismus geführt. Und wenn es mir als Mutter von zwei, heute erwachsenen Töchtern irgendwie möglich war, besuchte ich Weiterbildungen im Bereich Persönlichkeitsbildung, Körperarbeit, Psychologie oder Kommunikation, meist verbunden mit viel Selbsterfahrung.

In all den Jahren habe ich mich beruflich und privat auch immer wieder intensiv mit Themen der Sexualität auseinandergesetzt. So war es für mich sofort klar, dass ich eine zweijährige berufsbegleitende Ausbildung zur Sexualpädagogin absolviere, als mir eine entsprechende Ausschreibung aufs Redaktionspult flatterte. Gleichzeitig ergänzte ich die Sexualpädagogik durch tantrische Ausbildungen. Und als dann Pro Infirmis in der Schweiz das umstrittene Projekt «Berührerin» lancierte, war ich zutiefst davon angesprochen, denn es zielte in die Richtung, wie ich meine damalige Sexualberatungspraxis für Frauen durch Berührung erweitern und auch für Männer öffnen wollte.

Im Laufe meiner Beratungstätigkeit machte ich immer wieder die Beobachtung, dass mit Gesprächen oft nicht die von den Klientinnen ersehnten Veränderungen in ihrer Sexualität möglich wurden. Ich hatte immer wieder das Gefühl, dass ich die Menschen auch müsste berühren können, um etwas ganz konkret erfahrbar zu machen, was mit dem Verstand meist gar nicht erfasst werden kann. Natürlich war ich unsicher, wie solche Berührung aussehen sollte etc., aber in mir reifte die ganz klare Vision der «Lieberin», wie ich meine zukünftige Tätigkeit damals nannte.

Heute ist das Berühren von Menschen zu meiner Hauptaufgabe geworden. Meine Arbeit ist meine Berufung, und ich darf immer wieder erleben, wie ich darin geführt und geleitet werde, das heisst, dass ich nebst meinem Wissen auch ganz stark meine Intuition einsetze.

Nebst der Arbeit in meiner Praxis gebe ich Kurse für Menschen mit geistiger Behinderung, halte gelegentlich Vorträge und Schulungen zu Themen der Sexualität, schreibe Artikel, und im Schweizer Radio DRS 1 habe ich seit gut fünf Jahren eine monatliche Beratungsrubrik.

**Ausblick:** Meine Vision ist es, mittelfristig Arbeit und Privatleben noch stärker miteinander zu verknüpfen. Ich sehe mich in einem Haus auf dem Land, wo ich einerseits meine Arbeit anbieten, andererseits meine Erfahrung an Interessierte weitergeben kann. Es soll auch Raum dafür sein, dass Menschen in gepflegter und liebevoller Atmosphäre ein paar Tage entspannen, oder Raum dafür, dass Menschen ihr Wissen in Form von kleinen Seminaren weitergeben können.

Mehr über meine Arbeit: www.beraten-und-beruehren.ch

## Die Homepage

**www.secondhand-sex.ch** habe ich für Sie reserviert.

Mit der Zeit werden Sie sich in diesem virtuellen Raum gegenseitig auf Ihrem Weg hin zu Ihrer eigenen Sexualität unterstützen können. Sie erzählen einander unter Frauen, unter Männern oder auch im gemischten Raum von Ihren Erfahrungen und Schwierigkeiten, von Ihren Freuden und Unsicherheiten, von Mustern, in denen Sie sich immer wieder erkennen usw. Sie hören einander zu und stellen vielleicht auch einmal eine Frage in den Raum.

Ich selber werde vielleicht hie und da eine Erfahrung oder einen Text beisteuern, und möglicherweise werden Sie auf dieser Seite über Aktivitäten im Zusammenhang mit dem Buch informiert. Das wird sich mit der Zeit dann zeigen.

Bis bald!